埼玉医科大学超人気健康セミナーシリーズ

ウイルス？ お酒？

肝炎・脂肪肝を指摘されたら

がんから肝臓を守るために

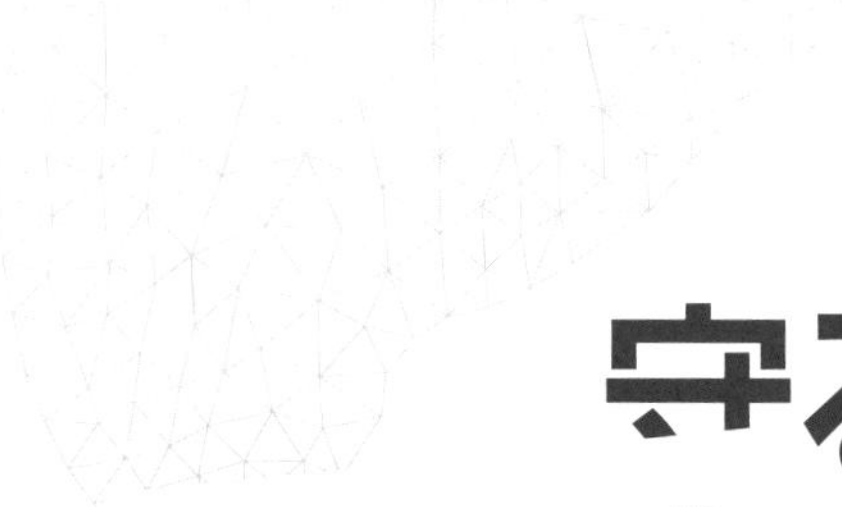

名越 澄子

肥満、糖尿病、B 型・C 型肝炎、喫煙

飲みすぎ、運動不足、バランスの悪い食生活

……ひとつでも当てはまる方に

ライフサイエンス出版

本書は、2017年11月18日に開催された、埼玉医科大学市民公開講座
「肝臓の病気」の内容を再編集したものです。

はじめに

「肝心」という言葉が表すように、肝臓は生命維持に重要な役割を果たしています。また、症状がかなり進んでからでないと自覚症状が出ないことから、「沈黙の臓器」とよばれています。肝臓のダメージは検査を受けてみないとわからないのです。

肝臓の病気はウイルス感染や生活習慣病が主な原因とされ、まれに薬害や遺伝でも起こります。ウイルス感染で起こる肝臓病は日本では主にB型・C型肝炎ウイルスが原因で、おおよそ400万人の持続感染者がいると推計されています。定期的な検査や適切な治療等を受けないと、肝硬変、肝がんへと移行します。B型肝炎はかつて母子感染や予防接種で感染し持続感染した例が主でしたが、近年は性交渉で感染し持続感染するケースが増加しており懸念されています。C型肝炎ウイルスは感染者の血液で感染するため、ピアスの穴あけなどで他人の血液を触るような行為は絶対しないように注意を要します。B型・C型肝炎ウイルスの治療法の進化は目覚ましく、どちらも経口治療薬での治療が可能となり、B型肝炎ウイルスの増殖を抑制し、C型肝炎持続感染者のウイルスを排除できるようになりました。国の健康増進事業や肝炎の重症化予防対策により、肝炎ウイルス検査の費用の助成（保健所で無料で検査等）、検査で陽性となった人の初回精密検査・定期検査の費用の助成や、抗ウイルス療法による治療の医療費も助成されるようになりました。

食べ物でウイルス性肝炎になる場合もあることは、あまり知られていないようです。A型肝炎は日本では輸入の生牡蠣を食べて発症した報告が多く、途上国の貝（牡蠣、あさりなどの二枚貝）は汚染されている可能性が高いので、生焼けの牡蠣を食べないように注意が必要です。E型肝炎は豚レバーやいのしし肉の生焼け、欧州でみられる豚の血のソーセージや豚レバーソーセージ（スモークされているだけで火を通していないもの）でも感染しています。日本で市販されている豚レバーの約20％でE型肝炎ウイルスのＲＮＡが検出されており、芯までよく焼いて食べるように注意しなければなりません。A型肝炎もE型肝炎も発症するまで1ヵ月から1ヵ月半程度かかり、抗ウイルス薬はなく対症療法のみであり、その治療には1～2ヵ月を要します。

日本人間ドック学会が２０１６年に施行した人間ドック受診者の「全国集計結果」では、男性では30歳以上で約30％、40歳以上では約40％が脂肪肝であったと報告しています。アルコール、高脂肪食、甘いものや果糖の入った清涼飲料水の摂りすぎ、肥満、運動不足などが原因です。近年、非アルコール性脂肪肝からの肝がんが問題化し、今後さらに増加することが懸念されています。また、脂肪肝があると心疾患や高血糖になることもわかっています。

アルコールと肝臓病の関係は昔から知られており、毎日飲酒すると休肝日を連続2日間取る必要があることはご存知かと思います。近年よく見かける9％の缶チューハイ（３５０mL）を1缶飲むと許容量を超え、こうした場合も休肝日が必要となります。お酒の1日適量とされる５００mLのビールのアルコール（20ｇ）を処理するためには、肝臓は3時間ほど解毒処理をし続けなければなりません。これ以上のアルコール量では肝臓にかなりの負担がかかることも周知されてほしいところです。

日々進化するB型肝炎やC型肝炎の治療は、肝臓専門医でないと治療適応の早期判断や適切な処方ができません。経口薬でウイルスを排除できても肝臓病が完治するわけではないので、引き続き経過観察が必要になります。

本書は、20年以上にわたり肝臓病の治療を専門としている名越澄子医師（埼玉医科大学総合医療センター）による、わかりやすく、かつ最新の情報を盛り込んだ一冊です。今後増加すると予想されている非アルコール性脂肪疾患に関わる肝臓がん、B型肝炎やC型肝炎の最新の治療薬などを詳しく紹介しています。本書を参考に、肝がんリスクを減らし肝臓を労った健康な日々を送れるよう祈念しています。

令和元年　12月

埼玉医科大学　市民公開講座　運営委員長　三村　俊英

運営委員　町田　早苗

目次

イントロダクション

肝臓は何をしている臓器？

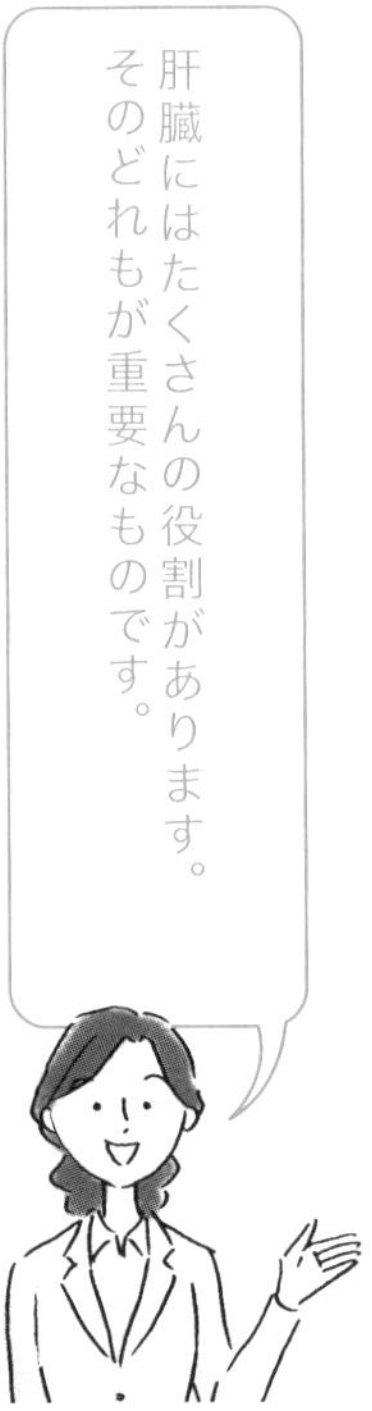
肝臓にはたくさんの役割があります。
そのどれもが重要なものです。

肝臓は右上腹部に位置している、身体のなかで一番大きな臓器です。大人では1〜1・5kgくらいの重さがありますが、この肝臓がどんな役割をしているかご存知ですか？

私たちは食べ物から生命を維持するためのエネルギーを得ています。しかし、食べ物をそのまま利用することはできません。胃で消化し、腸で吸収された栄養素を、血管やリンパ管を通して肝臓に集め、肝臓でその栄養素をさらに分解して必要なものに作り替えたり（代謝）、貯蔵したりしています。そのようにして、身体を動かすために必要なエネルギーを、必要なときに利用しています。

具体的には、三大栄養素である炭水化物、脂肪、タンパク質の代謝や貯蔵をしています。ごはん・パンなどの炭水化物に含まれる糖質はブドウ糖として小腸から吸収され、肝臓に運ばれ、グリコーゲンという形で肝臓に蓄えられます。血糖値が下がるとグリコーゲンからブドウ糖が作られて血液中に放出され、エネルギーとなります。肝硬変になるとグリコーゲンの産生が障害されるので、肝性糖尿とよばれる状態になります。

魚や肉のタンパク質は小腸でアミノ酸に分解されてから吸収され、肝臓に運ばれます。肝臓では、アミノ酸から人体の機能に必要なタンパク質を毎日約50g合成しています。肝臓で作られるタンパク質は、血液成分のアルブミンや血液の凝固に関係する成分です。肝硬変になるとタンパク質の合成能が低下し、低アルブミン血症になったりあざができたり、出血したりするようになるのです。使われないアミノ酸は分解されて尿として排出されます。

脂肪は、胆汁と膵臓から分泌された酵素によって脂肪酸とグリセロールに分解され、小腸から吸収されます。その後、小腸粘膜で中性脂肪に合成され、心臓血管系に入って体中に流れ、肝臓に取り込まれます。脂肪肝は肝臓に中性脂肪が多く蓄積した状態をいいます。

また、肝臓はコレステロールとも深い関係があり、このコレステロールを原料に胆汁を作っています。胆汁は、胆嚢（たんのう）という貯蔵庫に貯められていて、脂っぽいものを食べたときに腸に分泌されて消化吸収を手助けしたり、老廃物を排泄したりするのに重要な役割を果たしています。胆汁がコレステロールから作られるので、結果的に、肝臓によって血中のコレステロール濃度が調整されているのです。

身体に入り込んだ有害物質を、無害なものに変えてくれるのも肝臓です。お酒（アルコール）や薬の成分を解毒したり、運動したときに筋肉にたまる乳酸をグリコーゲンに変えたりしています。アルコールは大部分が肝臓で処理（代謝）されます。処理過程で悪酔いや頭痛の原因となるアセトアルデヒドとなり、アルデヒド分解酵素により最終的に二酸化炭素と水となり排出されます。お酒に強い人というのは、このアルデヒド分解酵素がよく働く体質の人です。また、アルコールを常飲するとこの代謝過程で脂肪酸の分解メカニズムが適切に作用しなくなり、肝臓の細胞に中性脂肪がたまります。

たくましいことに、肝臓は一部を切り取られても再生する能力を備えています。病気のない正常な肝臓であれば、約70％を切り取られても元に戻るのです。このような再生能力をもつ臓器は他にはありません。「沈黙の臓器」といわれる肝臓は、負担がかかって傷ついても、本当にダメになるまで黙々と働き続けます。肝臓には痛みを感じる神経がないため、傷んでも、自分で早いうちから気がつくことはなかなかできません。

肝臓病ってどんな病気？

みなさんは肝臓病というと、どんな病気をイメージしますか？ お酒好きの人が肝臓を労るために「休肝日」を設けたりしていますから、大酒飲みやアルコール中毒の人が患う病気というイメージがあるかもしれません。しかし、お酒以外にも肝臓病の原因はあります。最近は生活習慣病が原因となり、お酒を飲まない人でも起こる非アルコール性脂肪肝炎（肝臓に中性脂肪がたまることで起こる肝炎）から肝臓がんになることがわかり、対策が必要となってきました。肝臓病には急性に症状が起こり完治または寛解するものと、慢性化して肝硬変や肝がんになるものがあります。

❖ウイルス性肝炎

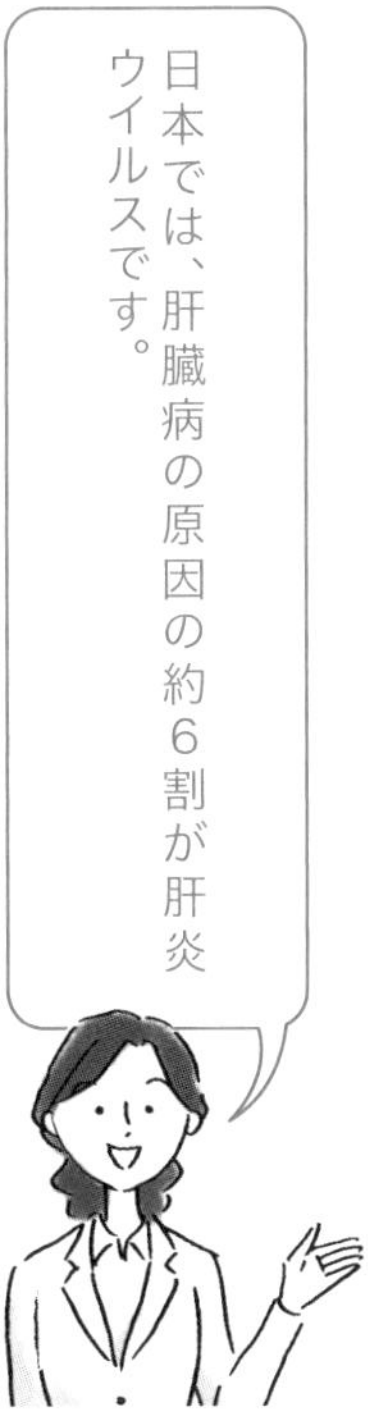
日本では、肝臓病の原因の約6割が肝炎ウイルスです。

まず、肝臓病の大きな要因として君臨するのが「肝炎ウイルス」です。近年、減少傾向にはありますが、日本では肝臓病の約60%は、肝臓に炎症をもたらすこの「肝炎ウイルス」が原因です。主にA型、B型、C型、D型、E型の5種類があり、日本でウイルス性肝炎の患者さんが多いのはB型またはC型です。日本ではあまりみられないものも含めて、順番に説明していきます。

①A型肝炎ウイルス

主に汚染食物や汚染水を摂取することで感染します。近年日本では輸入牡蠣の生食での感染が報告されています。A型肝炎ウイルスに感染すると、2～6週間の潜伏期を経て発熱し、倦怠感などが起こります。食欲がなくなり、吐き気を催し、黄疸になるのが典型的な症状です。ほとんどの場合、1～2ヵ月で完治します。感染者の身体に入ってきたA型肝炎ウイルスが糞便中に排泄され、人の手を介して飲み物や食べ物に移り、口に入れてしまった別の人がまた感染を起こす、という流れで拡がっていきます。最近は、男性間の性交渉で感染が増加しているとの報告もあります。

現代の日本では衛生状態が高度に保たれていますので、流行することはありません。現在はこのウイルスにかかったことのある免疫保有者が少なくなっています。上下水道が発達していない発展途上国ではいまも蔓延していますが、1995年にワクチンが開発されましたので、発展途上国に行く前にワクチン接種して予防することが可能です。一度かかると終生免疫ができ、再び感染することはありません。

②B型肝炎ウイルス

感染経路は、新生児期は母子感染、成人期は性交渉による血液や体液を介するものがほとんどです。このウイルスに感染すると、半年未満の潜伏期間ののちに全身倦怠感、微熱、食欲不振、吐き気、腹痛などの症状がみられ、黄疸になることもあります。

第一章で詳しく説明しますが、すでに免疫系統が発達した大人が感染した場合、従来、日本国内で感染するウイルスのゲノタイプBとCではこのような急性の症状を経て1ヵ月ほどで回復しますが、免疫が未発達な乳幼児が感染すると、B型肝炎ウイルスを異物と認識せず、正常な自分の一部と捉えてしまうので、そのまま居着いてしまいます。そして、成長して免疫が発達し、ウイルスがいることに気がついてこれを攻撃しだすと、肝炎の状態が持続し（慢性肝炎になり）、最終的に肝硬変から肝がんに移行していく可能性があります。

Ｂ型肝炎はワクチンで予防できます。２０１６年10月から０歳児を対象にワクチンの定期接種が行われるようになりました。日本では妊婦健診で母親がＢ型肝炎に感染している場合には、生まれた赤ちゃんにＢ型肝炎に対する抗体とワクチンで感染予防策を行います。

近年、欧米に多いゲノタイプＡは大人でも慢性化するので注意を要します。性交渉でも感染しますので、ご夫婦どちらかが感染している場合には陰性者がワクチンを接種するとよいでしょう。

③Ｃ型肝炎ウイルス

後ほど説明しますが、このウイルスも、血液、体液を介して感染します。感染している人に使用した器具を、適切な消毒をせずにピアスの穴あけやタトゥーなどに用いても感染します。Ｃ型肝炎ウイルスは１９８９年に発見され、万全な血液中のウイルスチェックができるようになったのは、１９９２年（平成４年）になってからのことです。それ以前は輸血によってたくさんの人が感染していました。

B型肝炎と異なり、免疫が発達した大人でも、感染して急性肝炎になると、7割は持続感染者となり、さらにその7割は慢性肝炎になります。そして治療を受けないと30年ほどで肝臓が固くなり（肝硬変）、肝がんへと移行していく可能性がでてきます。症状については、A型やB型と違って、急性期でも7割方の人には自覚症状がみられませんが、全身倦怠感、疲れやすさ、食欲不振、悪心、嘔吐、濃色尿、黄疸などがみられることもあります。

抗ウイルス療法により、C型肝炎ウイルスの駆除が行われると慢性肝炎は改善し、肝がんの予防効果があることも認められています。感染を予防するワクチンはありません。

④D型肝炎ウイルス

このウイルスも血液、体液を介して感染しますが、ウイルスの複製にはB型肝炎ウイルスが必要なため、B型に感染している人、またはB型と同時に感染した人にのみ感染します。両者を重複して感染すると重症になりやすいものの、B型肝炎が回復すればD型も治まるので、慢性化することはほとんどありません。症状はおおむねB型と同じです。B型肝炎ワクチンを接種することで予防になります。

⑤E型肝炎ウイルス

このウイルスは、A型と同様の感染経路で、E型肝炎常在地域の水や食べ物を介して感染します。日本でも、豚レバーを含む豚肉や、シカ・イノシシなどの野生動物の肉を加熱不十分なまま食べたことにより、肝炎を発症する例が報告されており、近年増加傾向にあります。1～1ヵ月半で回復することがほとんどですが、劇症肝炎を起こして死亡することもあります。症状としては、食欲不振、吐き気、腹痛や黄疸が起こります。A型肝炎ウイルスと同様に糞便中に排泄されます。ワクチンは開発中で、現在は予防できるワクチンはありません。

これまで説明してきたA型～E型肝炎ウイルス以外にも、EBウイルス、サイトメガロウイルスなど、さまざまなウイルスがウイルス性肝炎の原因になります。

◈お酒や肥満、生活習慣病が原因の肝臓病

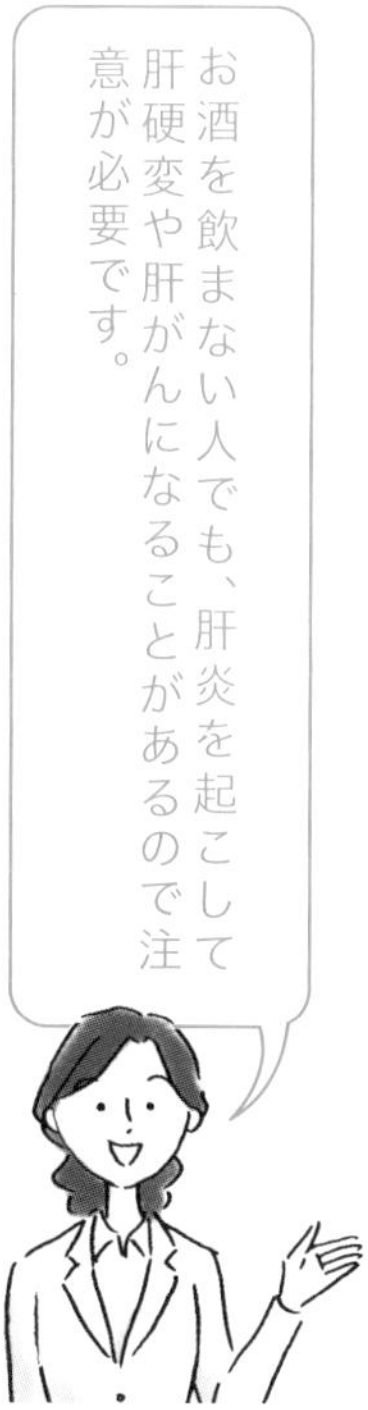
お酒を飲まない人でも、肝炎を起こして肝硬変や肝がんになることがあるので注意が必要です。

ウイルス以外で原因となるのは、主にお酒（アルコール）と、肥満や生活習慣病です。原因の割合としては、ウイルス性の減少と引き替えに増加傾向にあり、現在、お酒が約25％、肥満や生活習慣病が約15％を占めています。

「脂肪肝」という言葉を耳にしたことがあると思います。名前のとおり肝臓に中性脂肪がたまった状態のことで、飲酒や肥満、生活習慣などが原因で進行していきます。これまでお酒をまったく飲まない人の脂肪肝は、肝硬変や肝がんには進まないと考えられていましたが、最近は、肝炎を起こし、肝硬変、肝がんへと進行して

いくことがわかってきました。肝臓病の専門家のあいだでは、注意が必要な疾患という認識が拡がっています。

このほか、薬の副作用による薬物性の肝障害や、健康食品や漢方薬の服用が原因で起こる肝臓病もあります。このように原因はさまざまですが、いずれも、慢性の炎症（慢性肝炎）を起こして炎症が続いた結果、肝硬変、肝がんへとつながっていきます。

この本では、肝がんにならないためにまずどうしたらよいのか、肝臓病に関する正しい情報をお伝えし、最新の内科的な治療法を説明していきます。

肝臓に関係する血液検査値

①肝細胞の障害の程度をみる検査

肝細胞の障害の程度をみるには、主にＡＬＴ、ＡＳＴの値を確認します。これらが高値となる疾患は急性肝炎、慢性肝炎、アルコール性肝障害、脂肪肝、肝硬変、肝がんなどです。

・ALT（GPT）　主に肝細胞で作られる酵素です。何らかの原因で肝細胞が破壊されることで血液中に漏れ出します。この数値が高値になると、肝臓が障害を受けていることを表しています。

・AST（GOT）　肝臓、心臓、腎臓などの細胞で作られる酵素です。これも何らかの原因で肝細胞が破壊されると血液中に漏れ出します。肝臓疾患ではALTとASTが高値となります。ASTのみが高値の場合には、肝臓以外の病気の可能性があります。

②肝臓の働きに関係する検査

●総タンパク（TP）・アルブミン　総タンパクは血液中に含まれているタンパク質の総称です。アルブミンは総タンパクのうち最も多くの割合を占めるもので、肝臓で合成されます。重症の肝炎、肝硬変、肝臓がんで肝機能が低下した場合にこれらのタンパクが作られなくなり検査値が低下します。

●中性脂肪（TG）・総コレステロール　コレステロールや中性脂肪は肝臓で作られます。脂質異常症や動脈硬化の指標にもなりますが、それだけでなく、エネルギー源となったり、体の組織やホルモンの材料になるなどの役割ももっています。重症の肝障害で肝機能が低下す

検査項目	基準値	受診勧奨判定値
AST（GOT）	10～37 U/L 以下	37 U/L 以上
ALT（GPT）	5～40 U/L 以下	40 U/L 以上

ると、血液中のこれらの値も低下します。血液中の中性脂肪が肝臓に蓄積すると脂肪肝になります。総コレステロールの値は、黄疸の原因が肝障害なのか胆石などで胆汁がうまく流れないのかの判断にも用いられます。

・コリンエステラーゼ（ChE）　肝臓で作られる酵素です。肝臓から血液中に流れるため、肝細胞の合成能がわかります。慢性肝炎、肝硬変、肝がんで低値となります。

・乳酸脱水素酵素（LDH）　肝臓をはじめ体の中のさまざまな部分で合成される酵素です。肝臓以外に腎臓、筋肉、がん細胞にも多く含まれるため、各臓器の障害や運動によって

検査項目	基準値	機能異常の疑い
総タンパク（TP）	6.5 ～ 8.0 g/dL	6.5 g/dL 以下
アルブミン	3.9 ～ 4.9 g/dL	3.9 g/dL 以下

検査項目	基準値	疑われる病気	
中性脂肪（TG）	30 ～ 150 mg/dL	基準値より高い	脂肪肝、脂質異常症など
		基準値より低い	重症肝障害など
総コレステロール	120 ～ 220 mg/dL	基準値より高い	閉塞性黄疸、肝細胞がんなど
		基準値より低い	急性肝炎、肝硬変、劇症肝炎など

も高値となります。急性・慢性肝炎で高値となり、またEBウイルスの肝炎でも高値となります。他の検査値と併せて判断されます。

・プロトロンビン時間　血液を固める作用のあるタンパク質（凝固因子）に関わるものです。重症肝障害や閉塞性黄疸などで肝機能が低下すると凝固因子が正常に作られなくなり、凝固時間が長くなり、％は低値に、INRは高値になります。

・アンモニア　体内ではタンパク質の代謝過程で作られ、肝臓で尿素へと合成されて排泄されます。肝臓の機能が悪くなると、アンモニアを尿素に合成できずに、血液中にアンモ

検査項目	基準値	機能異常の疑い
コリンエステラーゼ(ChE)	217 ～ 491 U/L	217 U/L 以下
乳酸脱水素酵素（LDH）	107 ～ 220 U/L	220 U/L 以上

検査項目	基準値	機能異常の疑い
プロトロンビン時間	プロトロンビン時間： 10 ～ 12 秒（試薬機器によって異なる） 国際標準化比［INR］： 0.85 ～ 1.15 プロトロンビン活性： 80 ～ 100%	延長する

ニアが溜まってしまいます。肝硬変や劇症肝炎では血液中にアンモニアが多く残り（高値）、肝性脳症という意識障害が起こります。

③肝臓機能や胆汁の流れの障害をみる検査

●総ビリルビン　赤血球に含まれる黄色い色素で、赤血球が壊れるときに出てくるものを間接ビリルビンといいます。肝機能が正常であれば間接ビリルビンは肝臓で処理され、直接ビリルビンとなって胆管から排泄されますが、胆管内の胆汁の流れが障害されると直接ビリルビンが血液中に大量にみられるようになります。総ビリルビンは間接ビリルビンと直接ビリルビンを併せたものです。いずれのビリルビンも血液中に大量にみられるようになると、皮膚が黄色くなる黄疸を起こします。肝機能が悪くなると直接ビリルビンを胆管に運べなくなるため血液中の直接ビリルビンの量が増え、さらに悪化すると間接ビリルビンを直接ビリルビンに処理できなくなり、間接ビリルビンも大量に血液中に溢れだします。

検査項目	基準値	異常値
アンモニア	12～66 μg/dL	66 μg/dL以上

●アルカリフォスファターゼ（ＡＬＰ）　肝臓や腎臓など、体内のさまざまなところで合成される酵素です。肝機能が正常な場合は胆汁中に流れますが、胆道がん、胆石などで胆管の流れが障害されると、胆汁中のＡＬＰが血液中に流れ出します。

●γＧＴＰ　肝臓・腎臓・膵臓などで作られるタンパク質分解酵素で、肝臓では肝細胞と胆管細胞に存在し、胆汁中にも大量に存在するため、胆管の流れが障害されると血液中に流れ出します。また、アルコールに敏感に反応し、普段からよくお酒を飲む人は分泌量が増えて、血液中の数値が上がります。健康な人は一定期間禁酒すると数値は下がります。最近では非アルコール性の脂肪性肝炎でも上がることがわかっています。

検査項目	基準値	機能異常の疑い
総ビリルビン	0.3～1.2 mg/dL	1.2 mg/dL 以上
直接ビリルビン	0～0.4 mg/dL	0.4 mg/dL 以上
ALP	96～284 U/L	284 U/L 以上
γ GTP	男性：80 U/L 以下	80 U/L 以上
	女性：30 U/L 以下	30 U/L 以上
LAP	30～80 U/L	80 U/L 以上

●ロイシンアミノペプチダーゼ（LAP）　タンパクを分解する酵素です。急性肝炎や肝硬変で上昇し、また肝臓がん、肝硬変などで胆道の流れが障害される場合にも血液中に逆流して値が高くなります。

④肝臓が線維化しているかをみるもの

●血清膠質反応（ZTT／TTT）　肝硬変などで肝機能が低下すると、血液中のタンパク成分のうちアルブミンが低下し、γ-グロブリンが上昇します。γ-グロブリン中のγ-グロブリンGだけをみるのがZTTで、γ-グロブリンMとγ-グロブリンGをみるのがTTTです。肝臓の線維化があったり、肝硬変に進展していると、ZTT、TTTのいずれの値も高値となります。

●血小板数　肝臓が線維化すると肝硬変や肝がんに移

検査項目	基準値	疑われる病気	
ZTT	4～12 U	12 U以上	肝硬変、肝がん
		4 U以下	脂肪肝
TTT	0～4 U	4 U以上	肝硬変、A 型肝炎

検査項目	基準値		線維化の疑い
血小板数	男	129～329 × 1000/μL	129 × 1000/μL以下
	女	148～336 × 1000/μL	148 × 1000/μL以下

行するため、線維化の程度をみることが重要となります。肝臓の線維化が進むと脾臓に血小板がたまり、血小板が破壊されるので血液中の血小板数が減少します。重症肝炎でも血小板が減少します。

⑤ウイルス性肝炎検査

●B型肝炎　健康診断の血液検査でB型肝炎の持続感染者はHBs抗原陽性となり、精査が必要となります。他の感染マーカーも含めて下記の表をご参照ください。

●C型肝炎　健康診断でC型肝炎抗体（HCV抗体）陽性となれば、精査が必要となります。HCV抗体陽性でも、過去に

検査項目	判定	検査値の見方
HBs 抗原	陽性	B 型肝炎ウイルスに感染している
HBe 抗原	陽性	B 型肝炎ウイルスが体内で活発に増殖している
HBs 抗体	陽性	B 型肝炎ウイルスに過去に感染した、または B 型肝炎ウイルスワクチンを接種して免疫ができた
HBc 抗体	陽性	B 型肝炎ウイルスに過去に感染した *
HBe 抗体	陽性	B 型肝炎ウイルスの増殖が沈静化している **
HBV DNA	1.0 Log IU/mL 以上	血液中の B 型肝炎ウイルス量をみる

* ワクチン接種後は HBc 抗体は産生されない　** 増殖が活性化することもある

感染して現在治癒している状態の人や、治療でウイルスを排除した人もいます。抗体価が高い人や血液中のウイルス（ＨＣＶ ＲＮＡ）が検出された人は、受診してただちに治療を必要とするのか、経過観察でよいのかについて、専門医の判断が必要となります。

・A型肝炎　A型肝炎の診断は、血液中のＩｇＭ‐ＨＡ抗体が検出されるかどうかで診断されます。

・E型肝炎　E型肝炎の診断は血液中のＩｇＡ‐ＨＥＶ抗体が検出されるかどうかで診断され、ＨＥＶ ＲＮＡが検出されると診断が確定します。

⑤肝がんのマーカー検査

肝がんのマーカー検査には、主にＡＦＰとＰＩＶＫＡ‐Ⅱが用いられます。この2つを併せて肝

検査項目	判定	検査値の見方
HCV 抗体	陽性	C 型肝炎ウイルスに感染している可能性がある
HCV 抗体価	中・低力価	C 型肝炎ウイルスに過去に感染し現在は感染していない可能性がある
	高力価	C 型肝炎ウイルスに現在感染している
HCV RNA	1.2 Log IU/mL 以上	血液中の C 型肝炎ウイルス量をみる

がんの診断をします。

● アルファフェトプロテイン（AFP）　胎児期の肝臓で作られるタンパク質で、乳児期にはなくなりますが、肝がんなどになると再び作られるようになります。肝細胞がんの早期発見で有用とされ、肝原発がんの40％の人で高値となります。また、AFPはL1～L3の3つの成分に分けられ、AFP全体では肝硬変などでも上昇しますが、AFP-L3という成分が高くなると肝細胞がん、AFP-L1成分が高値になると肝硬変であると診断できます。

● PIVKA-II　異常な血液凝固因子で、健康な人には存在せず、肝障害や肝がん、ビタミンK欠乏時に血液中に現れます。AFPが上昇しない肝がんでも、この値が上昇することがあります。

＊ここに掲載しているすべての基準値は埼玉医科大学病院検査部から引用しました。基準値は測定機関で異なります。

検査項目	基準値	肝がんの疑い
AFP	10 ng/mL 未満	10 ng/mL 以上
AFP-L3	10 ng/mL 未満	10 ng/mL 以上
PIVKA-II	1 μg/mL 未満	1 μg/mL 以上

第1章

肝がんにならないためには

肝がんの基礎知識

◈肝がんは減らすことができる

近年、がんになる人やがんで死亡する人が増え続けています。これは、高齢化によってがんにかかりやすい50歳以上の人口が増えていることが原因です。それでは、年齢による影響をなくして計算した「年齢調整死亡率」を見てみましょう。

図1のグラフを見てみると、必ずしもがんは増えていません。増えているがんもありますが、むしろ全体的に減っていることがわかると思います。特に、肝がんはある時期から、男性も女性も減少のカーブが大きくなっています。

これは、肝がんの原因になる病気が、肝がんに移行する前に治るようになって

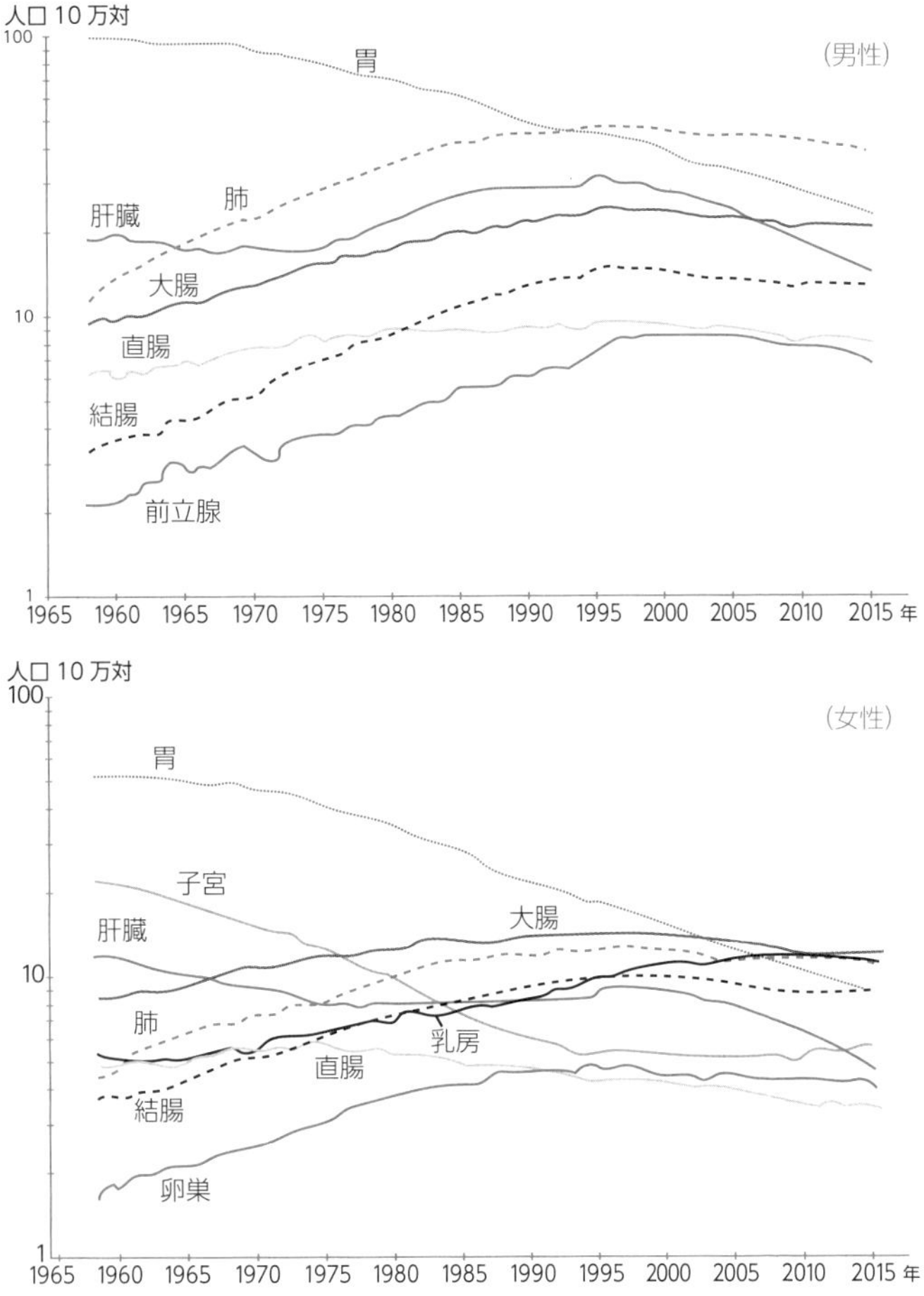

図1　部位別がん年齢調整死亡率の推移

国立がん研究センターウェブサイト「がん情報サービス」より引用

きたこと、さらに、肝がんができても死亡にまで至らないよう、肝がんの治療法がどんどん進んできたためです。

そしてもちろん治療の内容もそうですが、肝がんを早く見つけることができるようになってきたことも大きいのです。早く見つけるということは、がんが小さいうちに見つかるので、しっかり治療することができます。これらのおかげで死亡率が減っているのです。

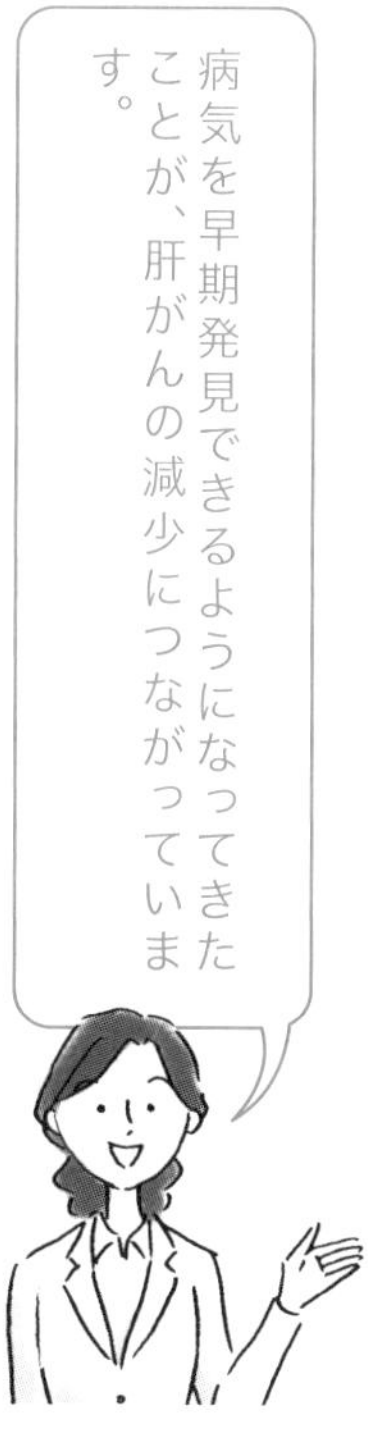
病気を早期発見できるようになってきたことが、肝がんの減少につながっています。

※どんな人が肝がんにかかるのか

どんな人に肝がんができやすいのでしょうか？　図2を見てください。[注]原発性肝がんを見るとほとんどが肝細胞がんです（注）原発性肝がんの「原発性」というのは、最初にできたという意味です。これに対して、ほかの部位のがんが転移してきてできたがんは、転移性がんといいます）。肝細胞は、肝臓のほとんどを占めている細胞です。

5％くらいは「肝内胆管がん」です。胆管は、胆汁を流す管のことで、この部分にできたがんを肝内胆管がんといいます。ですから、通常肝がんという場合、ほとんどがこの肝細胞がんのことを指します。

では、どんな人に肝細胞がんができやすいのかというと、肝細胞がんにかかった患者さんの

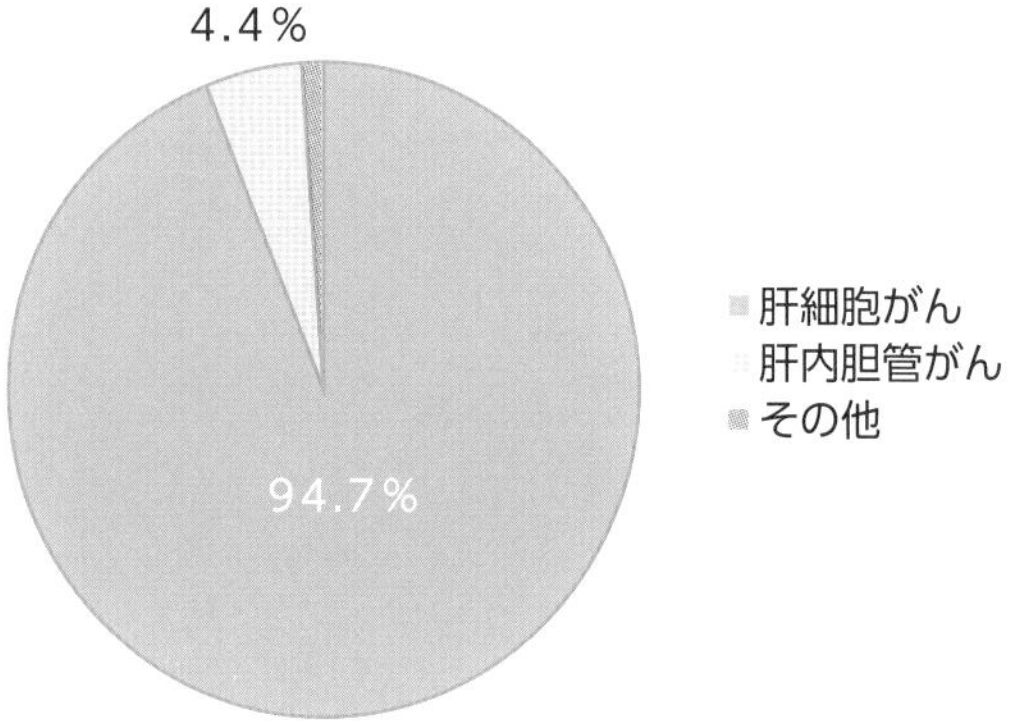

図2　原発性肝がん

工藤正俊，他．肝臓 2016；57（1）：45-73より引用

約8割は慢性肝炎の患者さんです。また、慢性肝炎が進行すると肝硬変になりますが、肝細胞がんは、慢性肝炎の中でも肝硬変の方に非常に多くできやすいことがわかっています。

肝硬変とは、名前が示すとおり肝臓が硬く変わる病気です。長年の慢性肝炎の結果起こります。肝硬変になると、肝臓だけでなく身体全体にいろいろな影響を及ぼすようになります。症状としては、身体のだるさや食欲不振、足のむくみ、お腹の張り、かゆみなどが現れてきます。

肝臓に病気のある方に肝がんができます。肝臓がまったく正常な方には、ほとんどできません（ただし、ごくまれにはできます）。逆にいえば、肝臓の病気をもたなければ、ほとんど肝がんにはならないということになります。

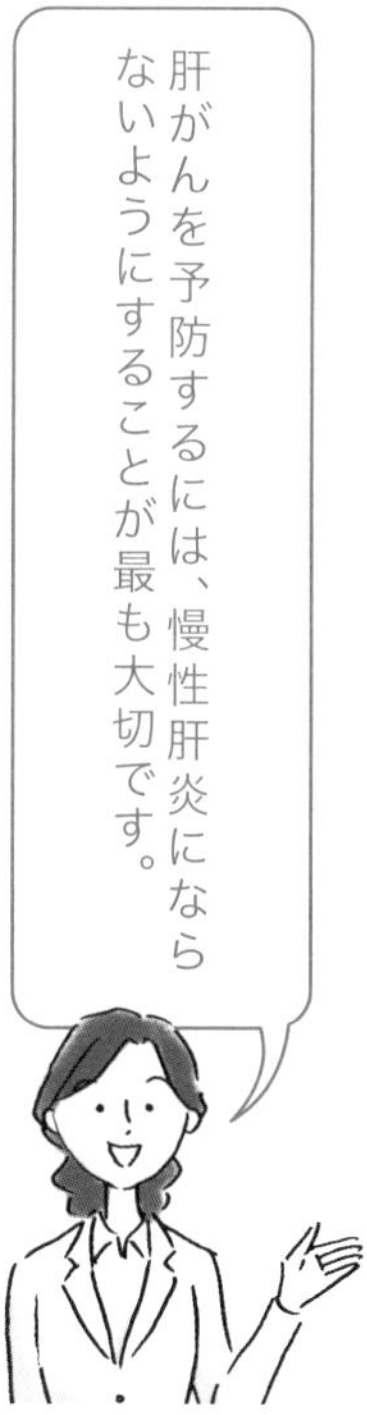
肝がんを予防するには、慢性肝炎にならないようにすることが最も大切です。

◈肝がんになる肝臓の病気とは

図3は肝硬変患者さんの肝臓のイラストです。左側が、B型肝炎やC型肝炎などのウイルス性肝炎から肝硬変になった患者さんの肝臓で、表面がでこぼこになっています。右側はアルコールの飲み過ぎが原因でなってしまった肝硬変で、でこぼこが小さくてはっきりしません。

肝臓に中性脂肪がたまる脂肪肝を放置しておくと、進行して肝硬変になる可能性があります。アルコールの飲み過ぎによる脂肪肝が肝硬変になることは、よく知られていると思いま

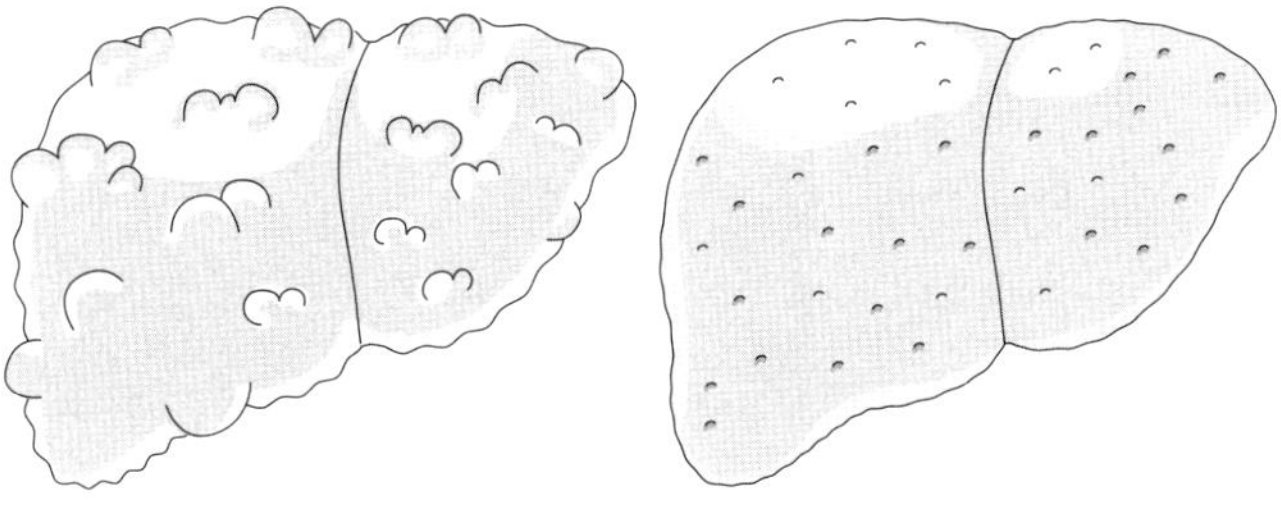

図3　ウイルス性肝硬変とアルコール性肝硬変

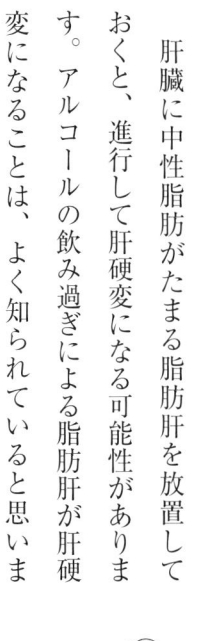

す。ところが近年、アルコールをまったく飲まない人でも、脂肪肝から肝硬変になってしまうことがわかってきました。

図4は、肝細胞がんと肝炎ウイルスの関係を示したグラフです。ウイルスマーカーとは、ウイルスに感染すると血液中に出てくるタンパク質（抗原や抗体といいます）です。HBs抗原やHCV抗体のことを指します。これを調べることで、ウイルスに感染しているかどうかがわかります。HBs抗原は、陽性ならばB型肝炎ウイルスに感染していて、陰性ならばB型肝炎ウイルスに感染していません。HCV抗体も

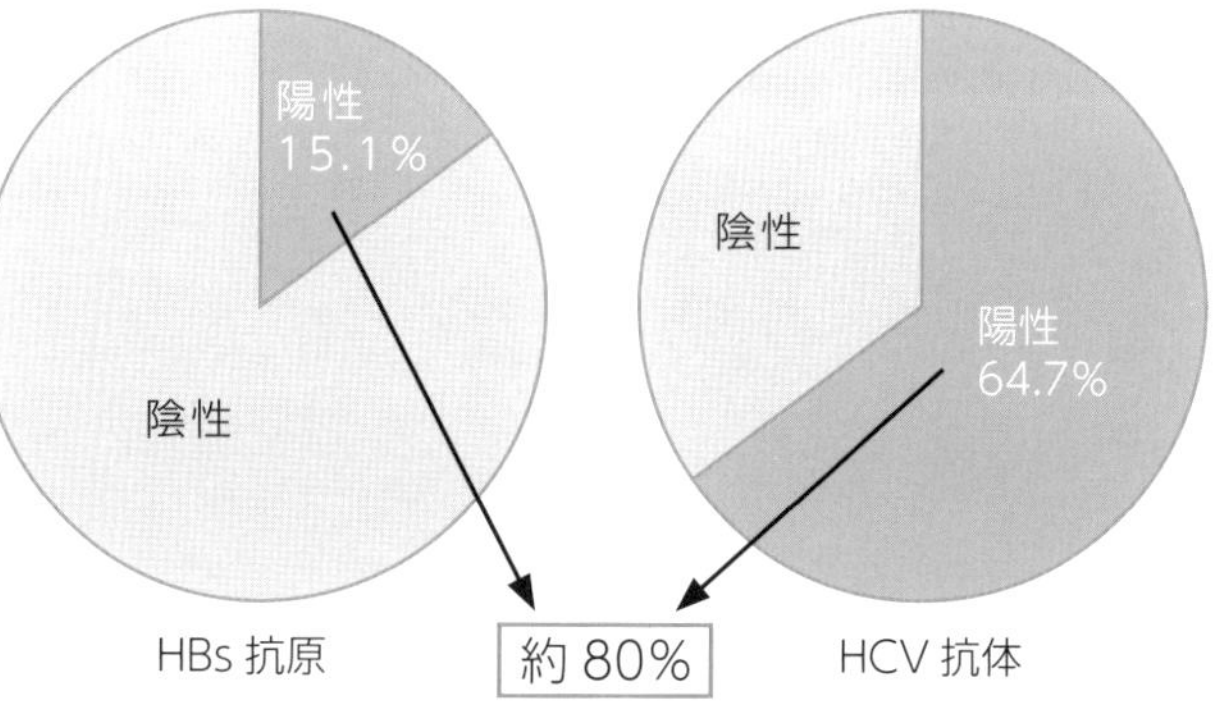
陽性
15.1%
陰性
陰性
陽性
64.7%
HBs 抗原
約 80%
HCV 抗体

図4　肝細胞がんとウイルスマーカー
工藤正俊, 他. 肝臓 2016；57（1）：45-73より引用

同様に、陽性ならばC型肝炎ウイルスに感染したことがあり、陰性ならば感染していないということです。この図によると、肝細胞がんになった人では、B型肝炎ウイルスに感染している人が15・1％（HBs抗原陽性）、C型肝炎ウイルスに感染したことがある人が64・7％（HCV抗体陽性）います。つまり両方合わせると、肝細胞がんになる人の80％くらいはどちらかのウイルスに感染したことになります。

つまり、肝がんを予防するには、第一にB型肝炎ウイルスやC型肝炎ウイルスに感染しないようにすることです。次に、ウイルスに感染しても、そこから肝がんに移行しないようにすることが予防法になります。

B型肝炎

B型肝炎ウイルスとは

Ｂ型肝炎ウイルスは直径42ナノメートルのサイズです。電子顕微鏡でないと見えませんが、表面には、前述したＨＢｓ抗原というタンパク質で形作られた殻があります。そして、ＨＢｓ抗原の殻の中には、ＨＢｃ抗原で作られた殻がもう一つあります。さらにその中に、Ｂ型肝炎ウイルス（ＨＢＶ）が隠されているのです。Ｂ型肝炎ウイルスは、ＤＮＡでできているウイルスのため、ＨＢＶ ＤＮＡと表記されます。

◈どのように感染するのか

B型肝炎ウイルスは、血液中にウイルスがいる人からほかの人へ感染します（図5）。血液や体液（唾液、精液、膣分泌液など）を介して感染していきますが、乳児と成人の場合では異なります。

乳児期の場合、主に出産のときや0歳児の時期に、お母さんから感染します。また、口移しなどで、お父さんの唾液から乳児に感染する場合もあります。お父さん、お母さんから子供へ感染するということで垂直感染といいます。

B型肝炎ウイルス（HBV）

血液、体液（唾液、精液、膣分泌液など）を介して感染

〈垂直感染（乳児）〉	〈水平感染（成人）〉
出産時や新生児期の感染	性交渉による感染
↓	↓ ゲノタイプB・C
持続感染・キャリア化	潜伏期：1～6ヵ月 急性肝炎・劇症肝炎
↓	↓
慢性肝炎・肝硬変・肝細胞がん	一過性感染・既往感染

図5　B型肝炎ウイルスの感染

成人の場合は、性交渉で感染することが多いのですが、関係性が横並びという
ことで水平感染とよびます。

出産時にお母さんから感染した、あるいは乳児期に感染してしまった垂直感染の場合、Ｂ型肝炎ウイルスはずっとその赤ちゃんに感染したままになっています。慢性化や持続感染というのですが、身体の中に居着いてしまい、慢性肝炎になり、最終的に肝硬変から肝がんに移行する可能性があります。

成人になってからの感染は性交渉によるものがほとんどですが、場合によっては、気がつかない方もいます。逆に急性肝炎を起こしたり、劇症肝炎という非常に重篤な肝炎を起こしたりする場合もあります。ほとんどの場合、一過性感染といい、慢性化はしないでウイルスが血中から取り除かれてしまいます。ただし、肝細胞の核の中にはウイルスのＤＮＡが残っています。

このように、乳児期に感染したのか、大人になってから感染したのかによって、感染後の経過がまったく違ってきます。Ｂ型肝炎ウイルスはそのままでは増えるこ

とができませんが、肝細胞の中にＢ型肝炎ウイルスが入ると、肝細胞の力を借りてどんどん増殖するのです。

なぜ、出産時や乳児期のときに感染すると、Ｂ型肝炎ウイルスが増殖してしまうのでしょうか？　通常では、Ｂ型肝炎ウイルスが人体に入ってくると、免疫機構が働いてＢ型肝炎ウイルスを殺してしまいます。ところが、赤ちゃんの免疫機構は十分発達していない状態ですので、本来は異物を感知して攻撃するはずの免疫機構が、ウイルスを認識できず攻撃しないで共存してしまうのです。

一方、思春期以降には免疫機構は十分に発達しますので、Ｂ型肝炎ウイルスに感染した肝細胞があると、免疫機構が異物に気づきウイルスがいる肝細胞を攻撃するようになります。免疫が攻撃すると、肝細胞が壊れて中にある酵素のＡＬＴやＡＳＴが、肝細胞から血中へ出てしまいます。そうすると、血液中のＡＬＴとＡＳＴの濃度が上がり、肝機能に異常があることが検査でわかるというわけです。

もし健康診断で、ＡＬＴ値とＡＳＴ値が正常値より高いという結果が出れば、あなたの肝細胞が壊れて、そこからALTとASTが出ていますという意味です。肝細胞が壊れているのは、肝炎であるということなのです。

B型肝炎ウイルスの感染には「垂直感染」と「水平感染」があり、両者には大きな違いがあります。

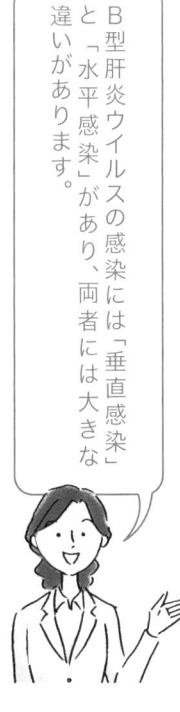

◈ B型肝炎ウイルスに感染すると

このように、大人になって感染した場合は、通常、B型肝炎ウイルスは排除されます。急性肝炎は起こしますが、それでB型肝炎ウイルスは排除されてしまうので慢性化しません。しかし、乳幼児期には肝細胞はまったく壊れませんから、ALT値とAST値も正常ですが、ウイルスはたくさんいます。それが、思春期になって、ウイルスがいることに気がついて免疫が働き出すと、肝細胞が壊れてALT値とＡＳＴ値が上昇し、肝細胞に炎症を起こして慢性肝炎の状態になります（図6）。

その後は、免疫が肝細胞を攻撃し続けてＢ型肝炎ウイルスを排除していくと、85〜90％の人はＨＢｅ抗原がが消えてＨＢｅ抗原ー（マイナス）、ＨＢｅ抗体＋（プラス）となり、ＡＬＴ値とＡＳＴ値が正常化します。

以前は、この状態になったらもう大丈夫、と言われていましたが、現在は、検査技術が進歩して、Ｂ型肝炎ウイルス（ＨＢＶ ＤＮＡ）が測れるよ

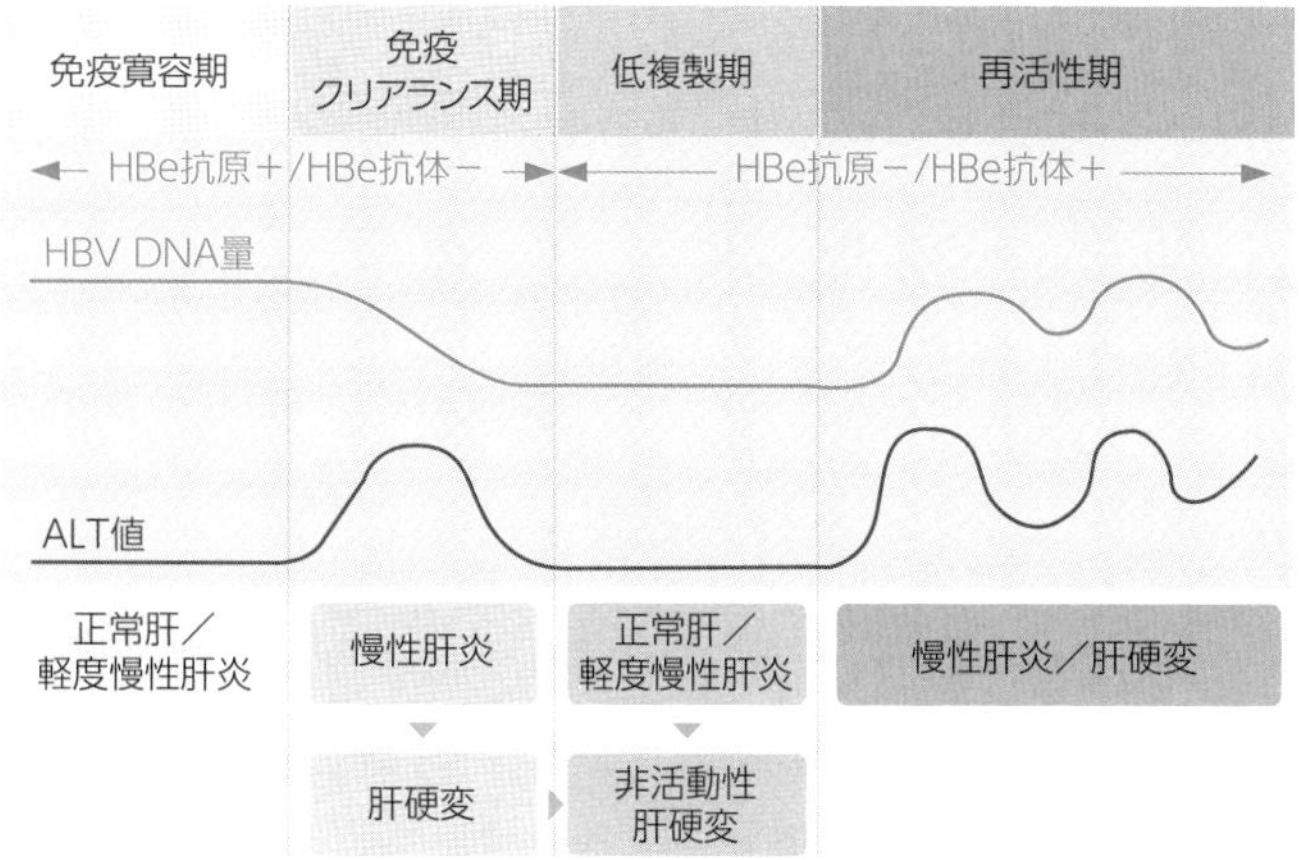
免疫寛容期
免疫クリアランス期
低複製期
再活性期
HBe抗原＋/HBe抗体－
HBe抗原－/HBe抗体＋
HBV DNA量
ALT値
正常肝／軽度慢性肝炎
慢性肝炎
肝硬変
正常肝／軽度慢性肝炎
非活動性肝硬変
慢性肝炎／肝硬変

図6　B型慢性肝炎の自然経過

Fattovich G. Semin Liver Dis. 2003; 23: 47-58. より一部改変して引用

うになりました。

すると、HBV DNA量が減少して治ったと思われていた人のうち20~30%の人は、HBV DNA量が再び増えていくことがわかりました。つまり、おとなしくなったと思ったB型肝炎ウイルスがまた暴れ出すのです。その結果、患者さんは慢性肝炎から肝硬変へと移行していってしまうのです。

◈感染を予防する

これまで説明したように、B型肝炎ウイルス感染を予防するには、お母さんから赤ちゃんへの感染を防ぐことが第一です。B型肝炎ウイルスに感染しているお母さんに赤ちゃんが生まれたら、12時間以内にウイルスを攻撃する抗体を打ちます（図7）。それから、B型肝炎ウイルスに対するワクチンを時期をおいて3回打ちます。あとは、お母さんからの感染に注意すればよいのです。

この母子感染予防は、国の補助があり無料で受けられます。しかし、これでは乳幼児期の水平感染を完全に予防することはできないので、2016年4月以降に生まれた赤ちゃんには、お母さんがB型慢性肝炎にかかっていなくても、定期接種の補助が出ることになりました。生まれてから2ヵ月目、3ヵ月目、そして8ヵ月目くらいの3回、ワクチンを打つことができます。このようにすれば、B型肝炎に感染しないように育っていき、もし大人になって感染しても、肝炎は起こさないといわれています。この方法は、東南アジアや中国では早くから行われていましたが、B型肝炎の発症数がどんどん減っていて、とても効果的な方法であることが実証されているのです。

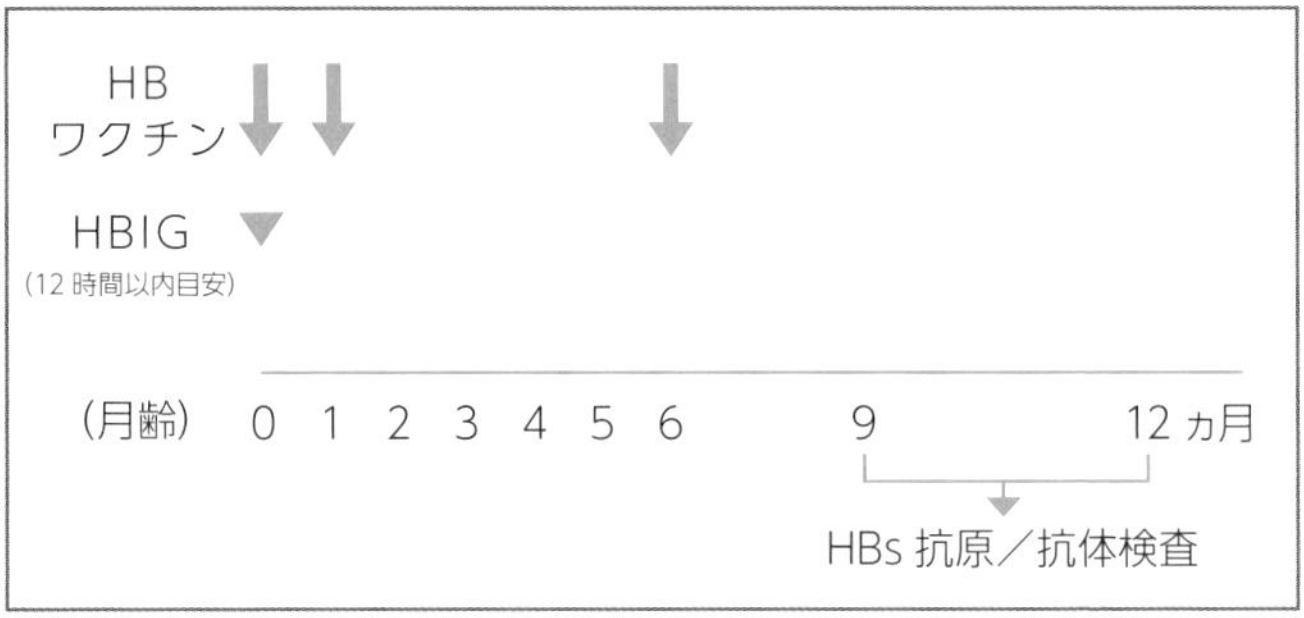

HBワクチン：B型肝炎ウイルスワクチン、HBIG：B型肝炎免疫グロブリン

図7　B型肝炎ウイルスの母子感染予防と管理方法

このように、Ｂ型肝炎ウイルス感染はワクチンで予防することができます。私たち医療従事者も、Ｂ型肝炎の人と関わることがあるため、学生時代にワクチンを３回打つようにしています。

ところが最近になって少し事情が変わってきました。じつはＢ型肝炎ウイルスにはいろいろな種類があります。遺伝子配列の違いによって、同じＢ型肝炎ウイルスでもＡ～Ｈまで８つのゲノタイプがあります。日本人にはもともとゲノタイプＢとゲノタイプＣしかなかったのですが、グローバル化したことで、いろいろなタイプのＢ型肝炎ウイルスが日本に入ってきました。

近年感染が増えて問題になっているのは、ゲノタイプＡのＢ型肝炎ウイルスです。主に性交渉で感染します。新しく感染するのですから、患者さんは急性肝炎になります。このゲノタイプＡの急性肝炎の割合が、10％前後になってきたのです。何が問題かといいますと、大人は通常慢性肝炎にはならないはずなのに、ゲノタイプＡのＢ型肝炎ウイルスは１割以上が慢性化するのです。

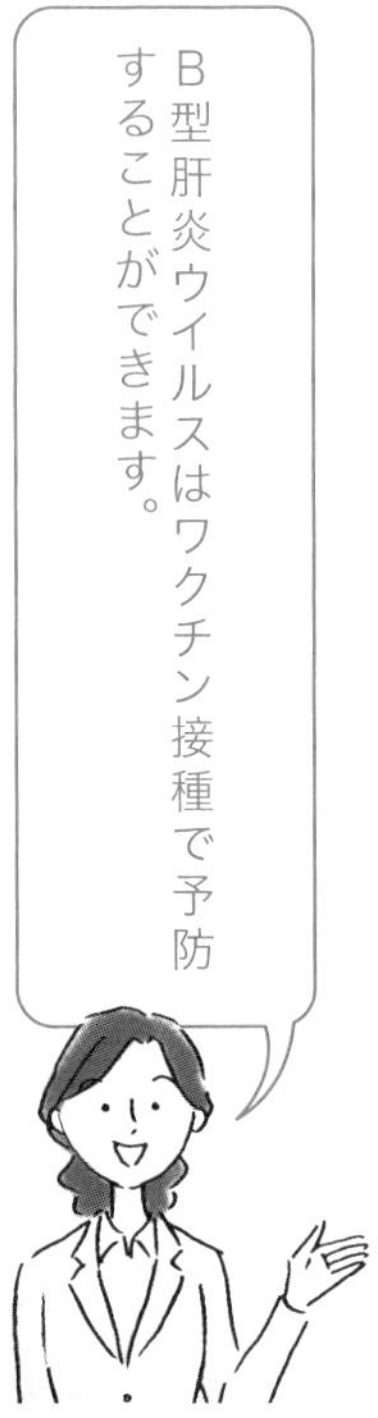
B型肝炎ウイルスはワクチン接種で予防することができます。

◈もしB型慢性肝炎になったら

ワクチンを打たずにB型慢性肝炎になってしまったら、あるいは、赤ちゃんのときにお父さんやお母さんから感染した場合はどうしたらよいのでしょうか？

また、慢性肝炎から肝がんにならないためにはどうしたらよいのでしょうか？

結論としては、ウイルス量を減らすことです。図8は、B型肝炎ウイルス量と肝細胞がんの発現率との関連を表しています。血中のB型肝炎ウイルスの一番多いのが緑の実線、少ないのは黒の点線です。B型肝炎ウイルス量が少なければ肝がんになる確率が低いことがわかります。B型肝炎ウイルスが多い人ほど発がん率が高いのであれば、血中のB型肝炎ウイルスを減らせばよい、ということになります。

さきほど紹介したように、B型肝炎ウイルスには殻が2つあり、その中にウイルスの本体（HBV DNA）が入っています。B型肝炎ウイルスが肝細胞の中に入ると、肝細胞の力を借りてどんどんウイルスを増殖していきますが、この増殖を抑える薬があります。「核酸アナログ製剤」といって1日1回飲めばよい薬です。この薬は「逆転写」とよばれる

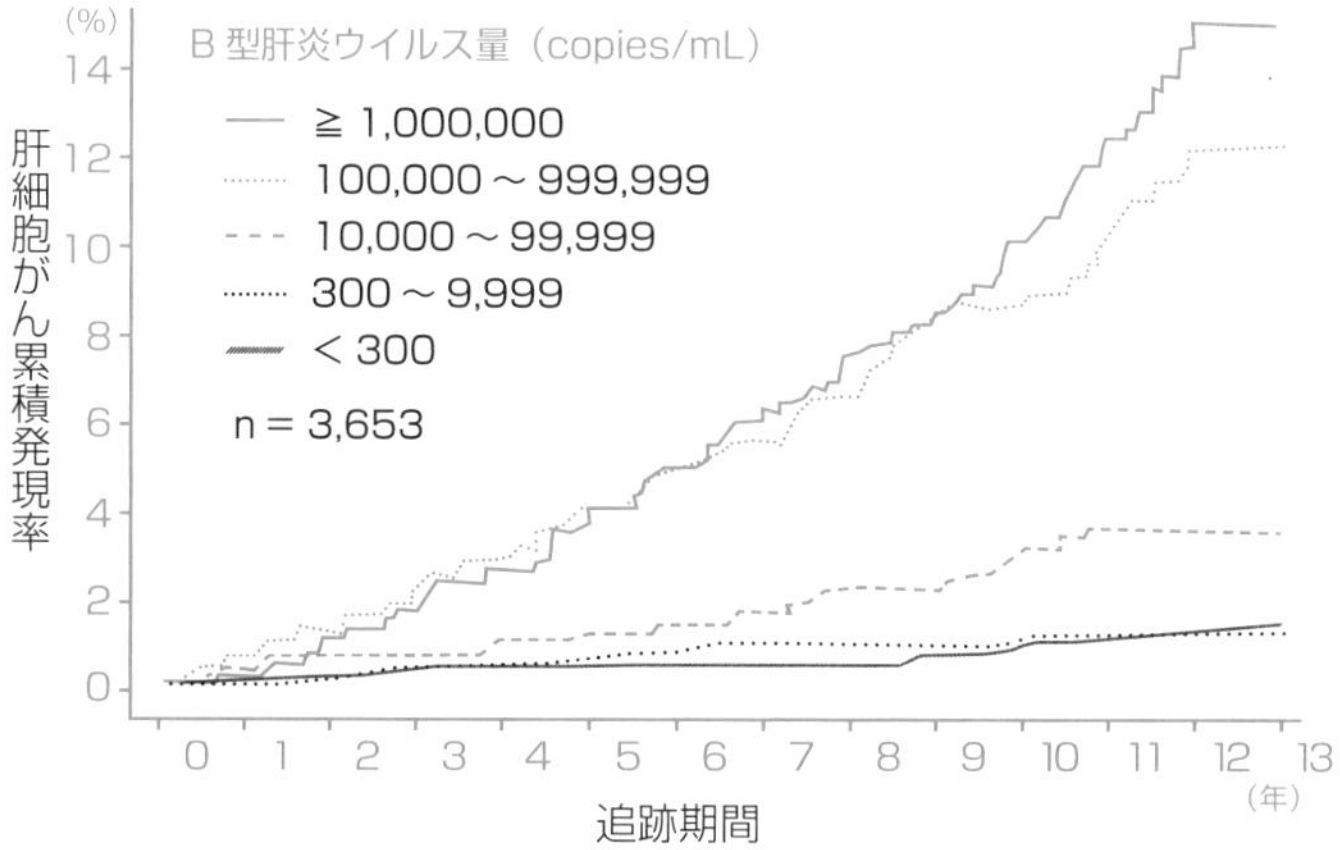

(%)
14
12
10
8
6
4
2
0
肝細胞がん累積発現率
B型肝炎ウイルス量（copies/mL）
≧ 1,000,000
100,000 ～ 999,999
10,000 ～ 99,999
300 ～ 9,999
< 300
n = 3,653
0 1 2 3 4 5 6 7 8 9 10 11 12 13
(年)
追跡期間

図8　ウイルス量と肝細胞がん発現率
Chen CJ, et al. JAMA. 2006; 295: 65-73. より引用

経路を遮断し、B型肝炎ウイルスが増えないようにするのです。やがて、血中のウイルスは検出されなくなっていきます。

この状態になれば肝がんの予防が期待できるので、核酸アナログ製剤の新しい薬が次々と登場しています。

核酸アナログ製剤で、肝がんの発生がどれくらい抑制できたのかを調べた結果があります（図9）。グラフの縦軸が肝がんの累積発生率で、横軸は経年です。薬を飲んでいる人を実線、飲まなかった人（対

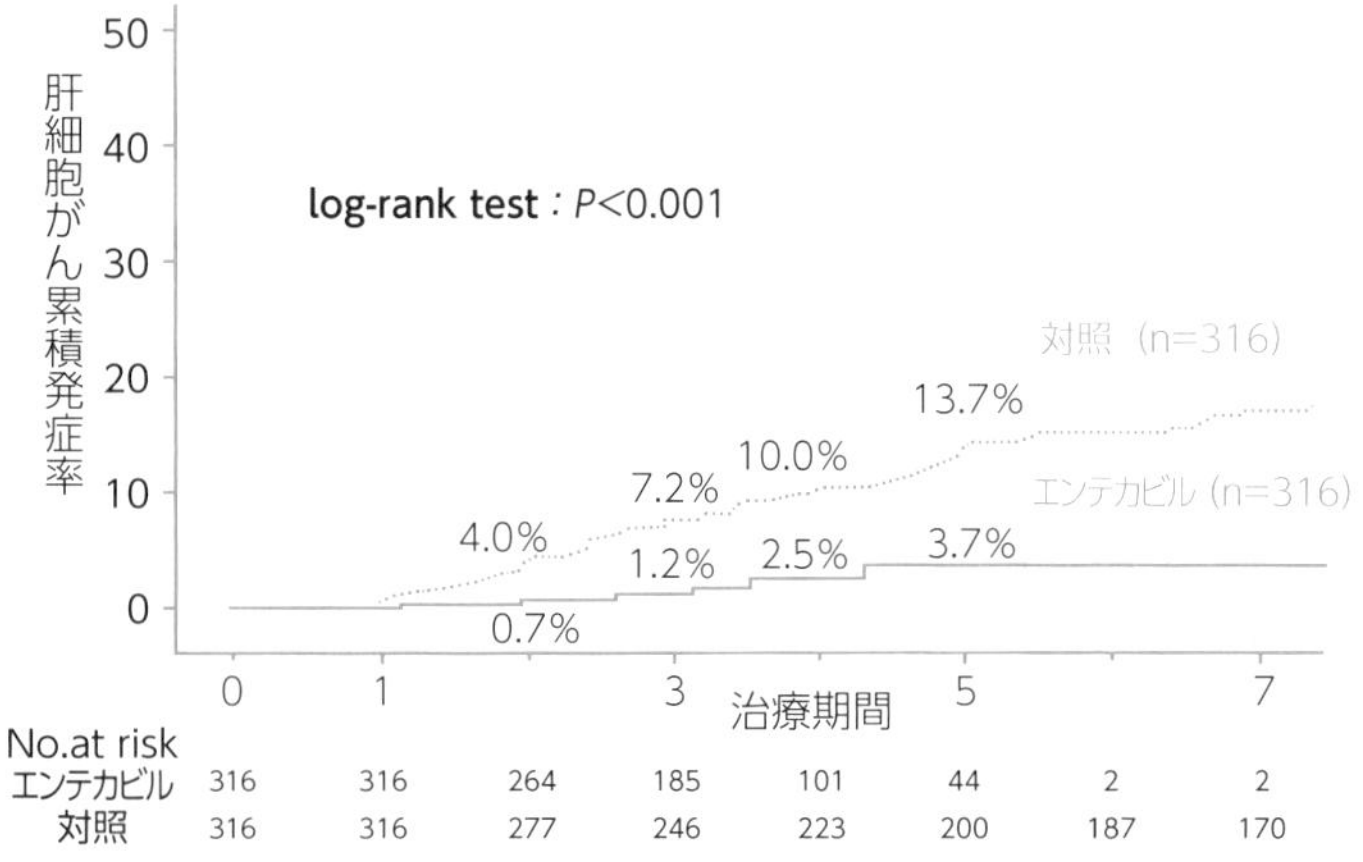

図9　エンテカビルの肝発がん抑制効果
Hosaka T, et al. Hepatology. 2013; 58: 98-107. より引用

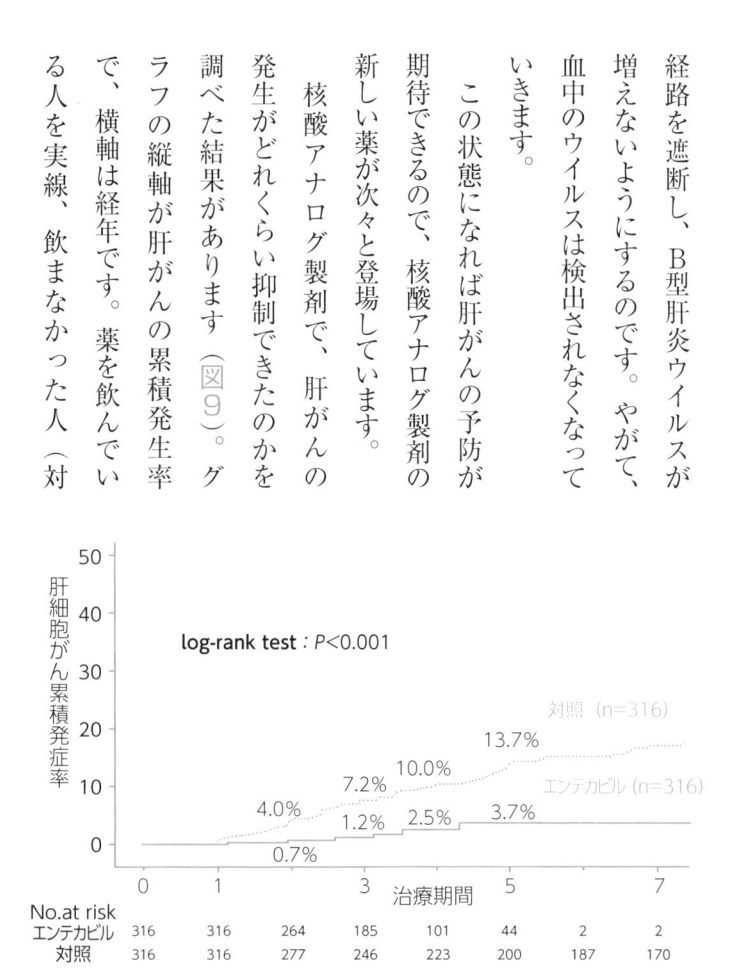

照）を点線で表しています。これを見ると、薬を飲んでウイルス量を減らすことで、肝がんの発生率がかなり抑えられています。

ですから、もしB型慢性肝炎にかかってしまったら、ウイルス量を抑える薬を飲んで、肝がんの発生を抑えればいいということになります。ただ残念ながら、核酸アナログ製剤では、B型肝炎ウイルスを身体から完全に排除することはできません。B型肝炎ウイルスは肝細胞の核の中に潜んでいます。肝細胞の深いところにいるB型肝炎ウイルスは、現代の医学では排除することはできません。しかし、ウイルスの増殖を抑えてウイルス量を減らすことができれば、発がん率を下げられるという解決策はあるのです。

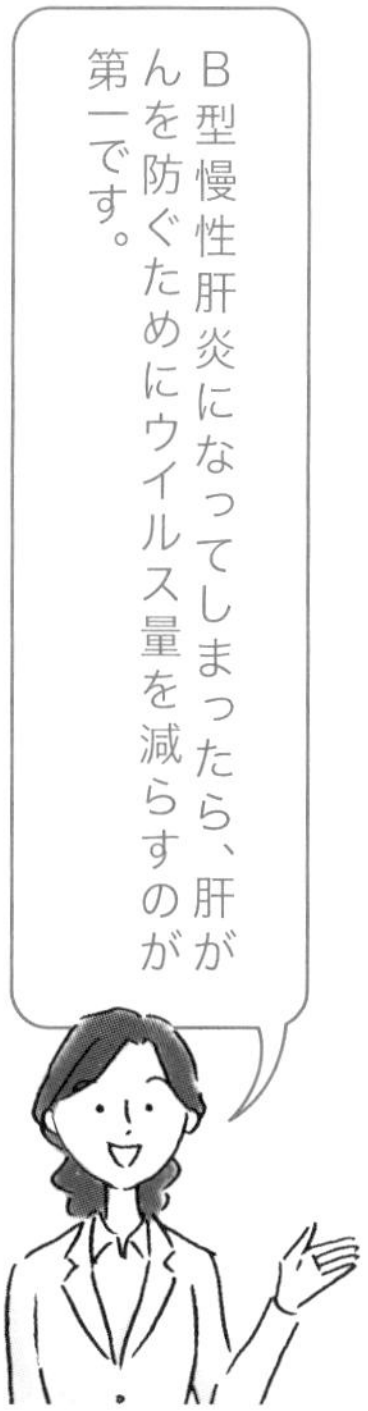
B型慢性肝炎になってしまったら、肝がんを防ぐためにウイルス量を減らすのが第一です。

C型肝炎

◈C型肝炎ウイルスに感染すると

C型慢性肝炎は、B型とは違う感染経路、自然経過をたどりますが、こちらも血液を介して感染します。C型肝炎ウイルスが見つかっていなかったころ、ウイルスの入った輸血で感染した人がたくさんいました。女性の場合、出産のときに出血量が多くて輸血し、C型肝炎に感染してしまった例もあります。ほかには、鍼治療、タトゥーや入れ墨、戦争直後に流行したヒロポンの回し打ちによる注射針からの感染などもあります。

C型肝炎ウイルスに感染すると、まず急性肝炎を起こします（図10）。成人でも

C型肝炎が一過性で終わるケースは2〜3割で、B型肝炎より少ないのが特徴です。一過性感染というのは、一度感染しても自然に消えてしまうことです。一過性感染の患者さんは、検査でHCV抗体（C型肝炎ウイルスに対する抗体）が陽性になります。一度感染すると、HCV抗体は陽性のままですが、ウイルス（HCV RNA）は未検出ということで一過性感染と判断できるのです。この場合、B型肝炎と違って、身体の中から完全にウイルスがいなくなります。成人でも慢性肝炎になるのは7〜8割で、その後、肝硬変に移行し、さらに肝

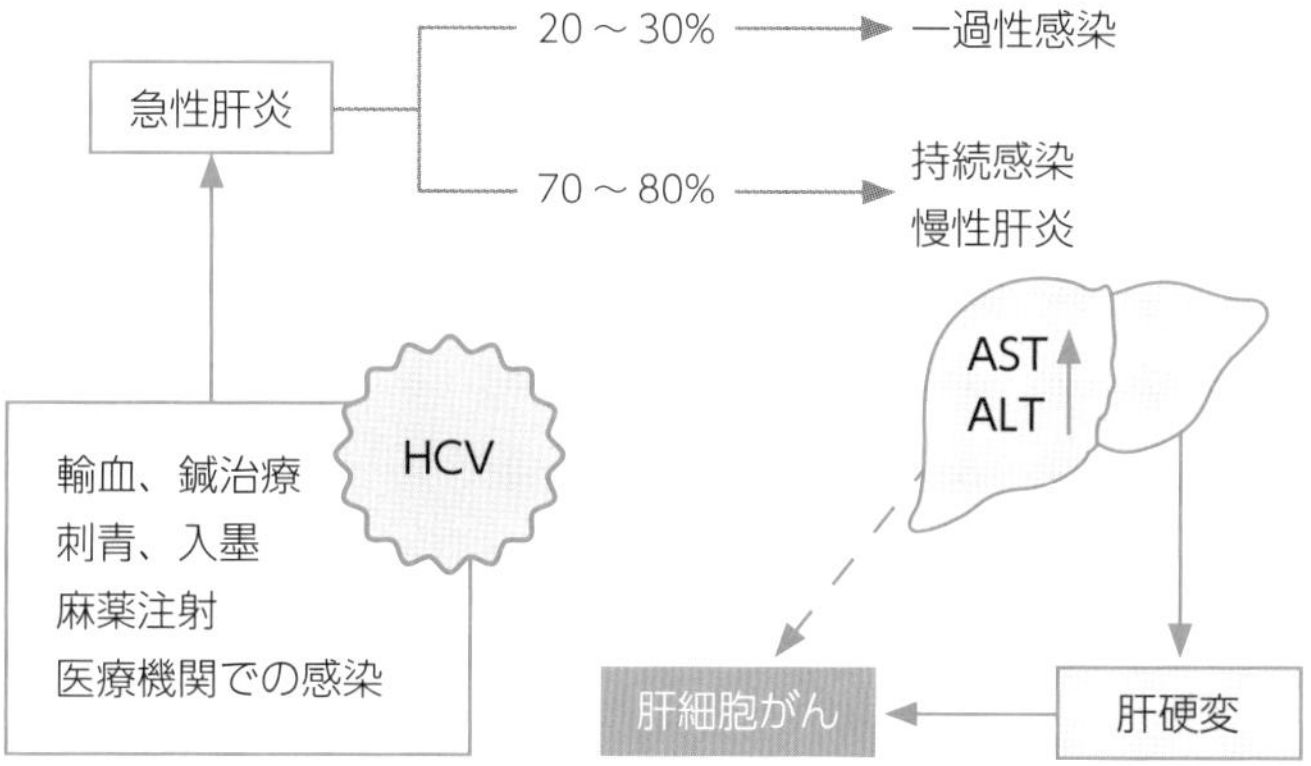

図10　C型慢性肝炎の経過

細胞がんになるという経過をたどってしまうところがB型肝炎と異なるところです。

C型慢性肝炎にかかってしまうと、着実に病態が進行します。感染期間が長いほど発がんリスクも上昇し、肝臓の線維化も進みます（図11）。線維化とは、肝細胞が壊れるとそれを修復する過程で組織構造が変形し線維成分が増えることですが、その変形の度合いをfibrosisのFで表します。F0は、線維化していない正常な肝臓です。線維化が一段階上がりF1になると発がんリスクが年間0・5％上昇します。もう一段階上がったF2では1・5％、さら

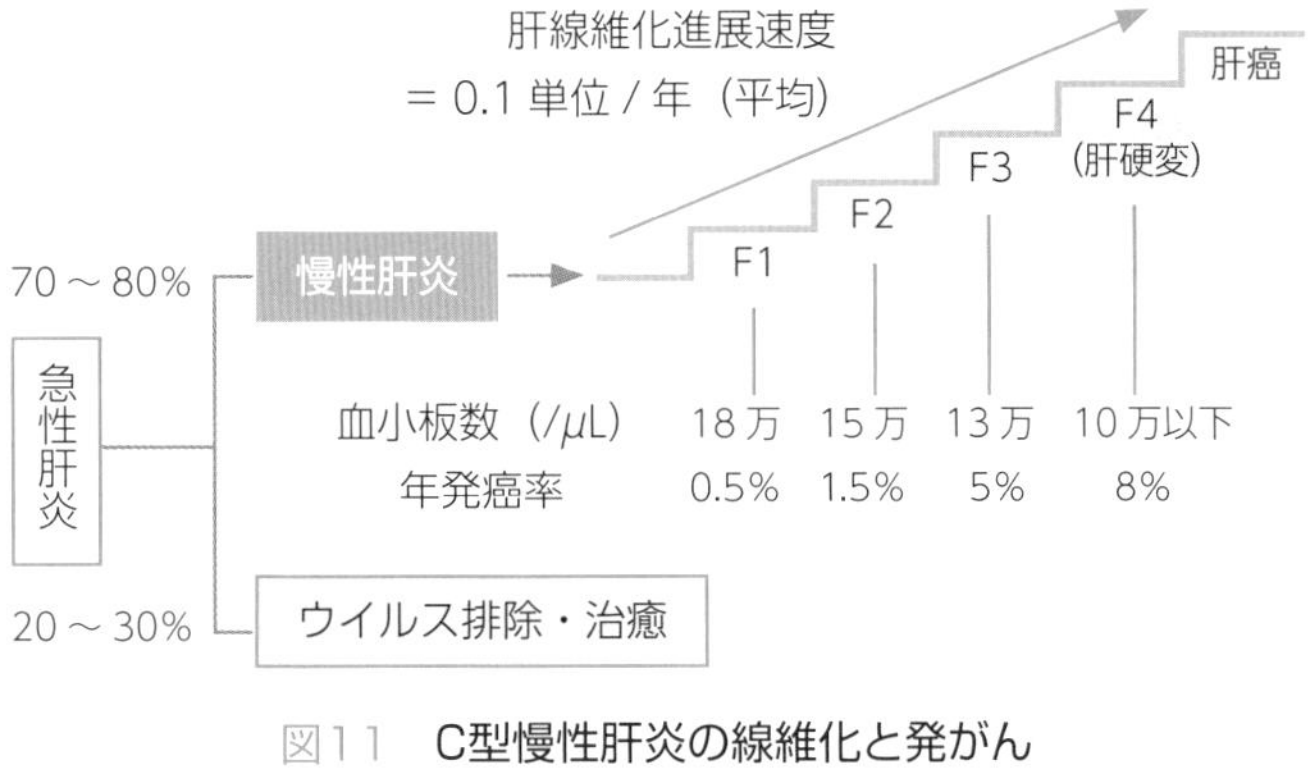

図11　C型慢性肝炎の線維化と発がん
田中靖人, 朝比奈靖浩. B型肝炎・C型肝炎の現況と展望.
シスメックス株式会社学術資料.より引用

に一段階上がりＦ３になると年間５％、Ｆ４の肝硬変になると年間８％くらいの人が肝がんになります。

このように、着実に線維化が進み、肝がんの発生リスクが上がっていくのがＣ型慢性肝炎の特徴です。１年で８％、つまり10年間で８割の方が発がんするという、かなりの高率です。

これまでの説明は60歳未満の人の場合ですが、そこに年齢という要因が加わると発がん率はもっと上昇します。たとえばＦ３では、まだ肝硬変にはなっていません。この状態での発がん率は、60歳未満であれば10年間で４割弱ですが、60歳以上だと６割近くに上昇します。Ｆ１の状態でほとんど線維化が進んでいない方でも、60歳以上だと10年間で15％くらいの方が肝がんになります。高齢の方は、Ｃ型慢性肝炎が軽くても肝がんになるのです。ですので、高齢者は軽い慢性肝炎でも決して安心はできません。

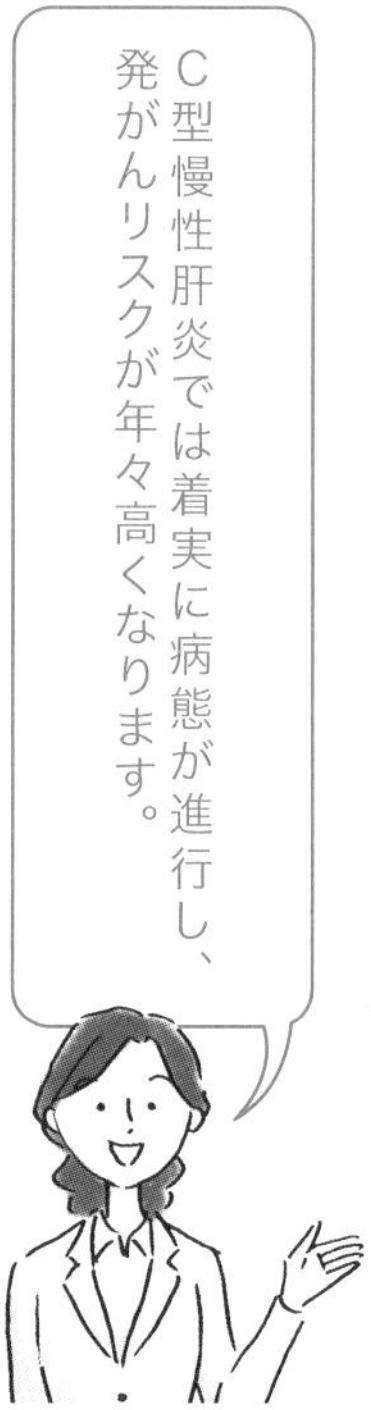
C型慢性肝炎では着実に病態が進行し、発がんリスクが年々高くなります。

❖C型慢性肝炎の新しい治療法

これまで説明してきたように、慢性肝炎になって病状が進んでいくと線維化が増え、肝硬変になり、肝細胞がんができてしまいます。ALT値とAST値が高い場合は、肝細胞がどんどん壊れていますから、どんどん線維化が進みます。

それでは、ALT値とAST値が低い肝炎はどうでしょうか？　この場合、肝細胞がゆっくり壊れているということですから、線維化がゆっくり進みます。なるべくゆっくりと、生きている間に肝硬変にならないようにするための薬が、強力ネオミノファーゲンシー、小柴胡湯、ウルソなどのALT値を下げる薬です。

昔はよくこのウルソを使ったり、週に3回くらい強力ネオミノファーゲンシーを注射したりしていました。現在では、慢性肝炎だけでなく肝硬変の方も、ウイルスを身体の中から完全に排除することができるようになりました。新しい治療法では、肝硬変に近づいていた人でも線維化の進行を抑えることができます。つまり、肝細胞がんになる確率を下げることのできる薬が出てきたのです。

少し前までは、インターフェロン療法が主流でしたが、注射薬のうえ、熱が出る、うつ病になる、尿に蛋白がでる、などいろいろな副作用がありつらい治療でした。

ところが、2014年からはインターフェロンなしで、飲み薬だけでウイルスを排除することができるようになりました。もう注射をする必要はありません。飲み薬だけで8~12週間ほど治療すればよいのです。インターフェロン療法をつらい思いをして行っても、治るのは1割以下でした。それが、8週間ほど薬を飲むだけで、95%以上の方が治るようになりました。C型肝炎ウイルスを完全に排除することができる治療法です。そして肝がん発生率も下げられる、こんな時代がいま始まっているのです。

私どもの施設で、飲み薬だけの治療を受けた患者さんには、70歳代、80歳代の方も多くいらっしゃいます。90歳代の方はいませんが、80歳代でもまったく問題ありません。副作用もほとんどなく、8週間あるいは12週間でウイルスを排除することが可能になったのです。

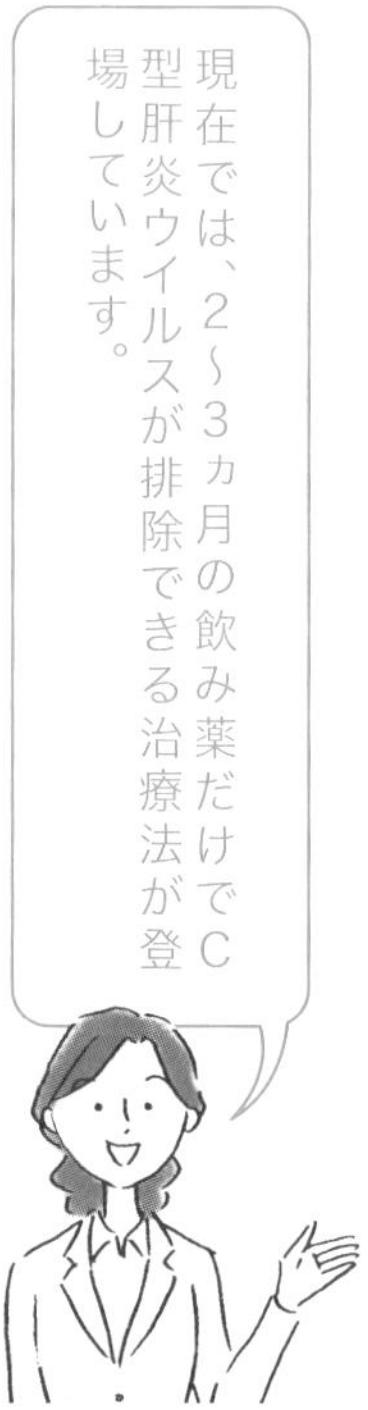
現在では、2～3ヵ月の飲み薬だけでC型肝炎ウイルスが排除できる治療法が登場しています。

脂肪肝

お酒だけが原因ではない

ここまで、日本人に多いB型とC型肝炎ウイルスは治療できる、また肝がんを予防できる、ということを説明してきました。これで、肝がんは少なくなるのでしょうか?

じつは最近、肝硬変の成因が少しずつ変わってきています。図12の左の棒グラフが2007年までの肝硬変の成因で、右側が2008年以降です。これまで説明してきたように、ウイルスを排除したり、ウイルスの増殖を抑えたりという治療ができるようになって、ウイルス性の肝硬変は減っています。

ところが、アルコールによる肝硬変は増えているのです。また、アルコールが原因ではない脂肪肝からの肝硬変も多くなっています。これからは、この脂肪肝が問題になってきます。以前はお酒をたくさん飲むと脂肪肝になり、最後には肝硬変になるといわれていましたが、アルコールだけでなく、高度の肥満や糖尿病でも脂肪肝になります。これは非アルコール性脂肪性肝疾患（ＮＡＦＬＤ）とよばれています。

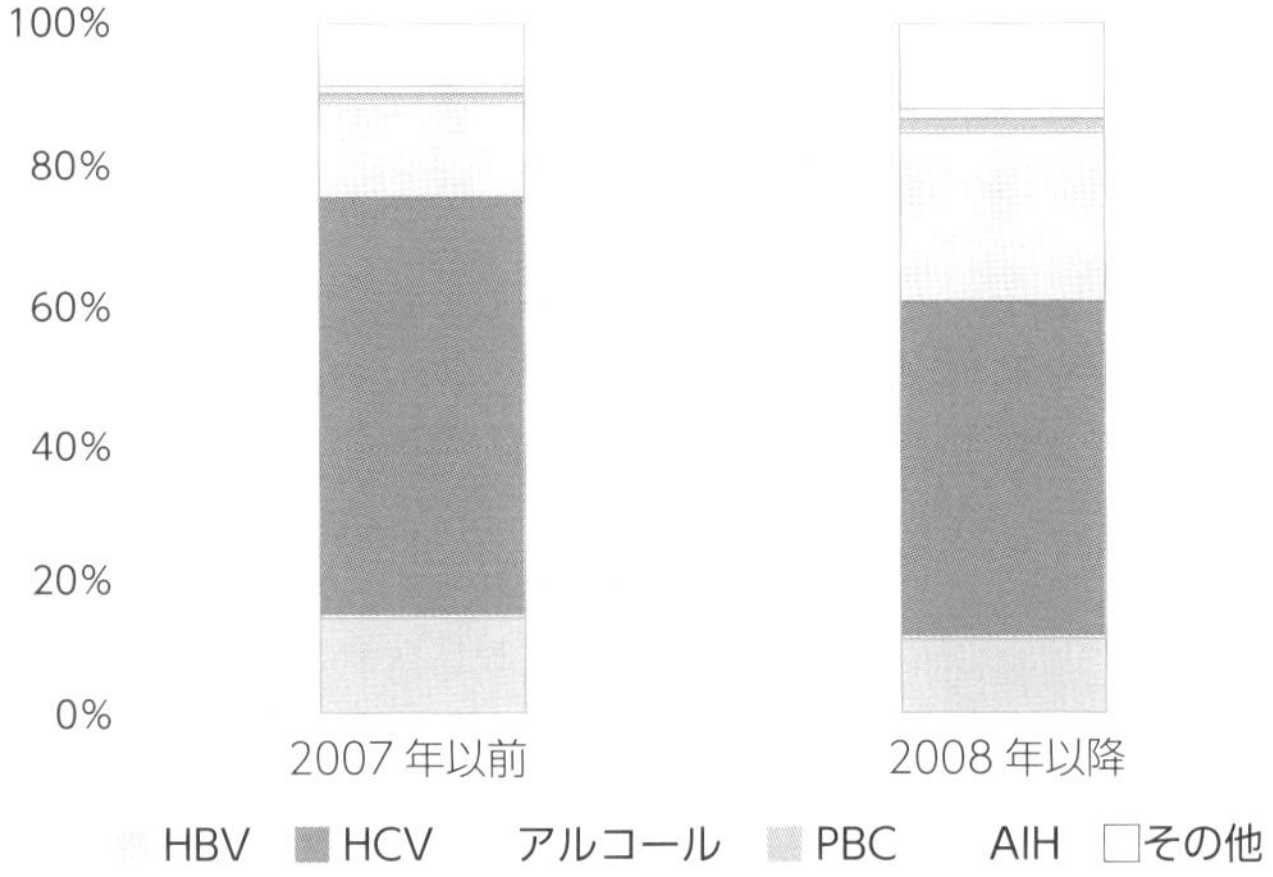

図12　肝硬変の成因別割合の変化

HBV：B型肝炎ウイルス、HCV：C型肝炎ウイルス、PBC：原発性胆汁性肝硬変、AIH：自己免疫性肝炎

泉 並木監修. 肝硬変の成因別実態2014. 2015, 埼玉, 医学図書出版. より引用

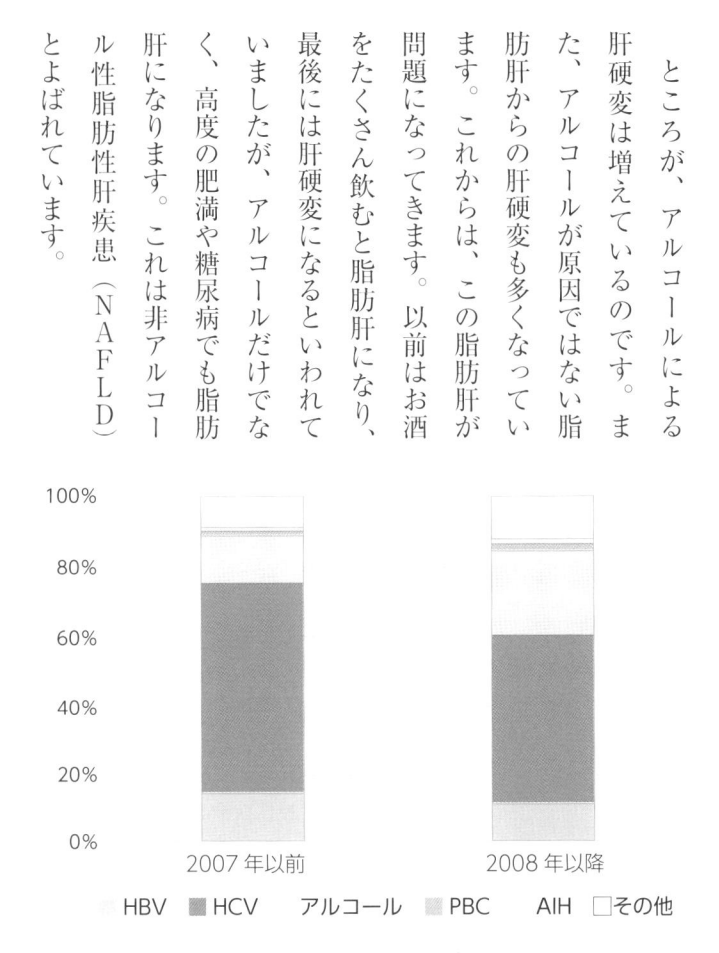

このＮＡＦＬＤの中に、非アルコール性脂肪肝炎（ＮＡＳＨ）という病気が2割前後含まれていることがわかっています（図13）。単なる脂肪肝（単純性脂肪肝：ＮＡＦＬ）は8割くらいです。ですから脂肪肝といわれている患者さんを集めると、2割くらいはこの炎症を伴った脂肪肝炎の人がいます。さらに、その中の約1割が肝硬変に至るという衝撃的な事実もわかっています。このように、太っているだけや、糖尿病が原因の単なる脂肪肝だと思っていた人も、肝硬変になる可能性があります。

ＮＡＳＨの肝硬変患者さん72例、アル

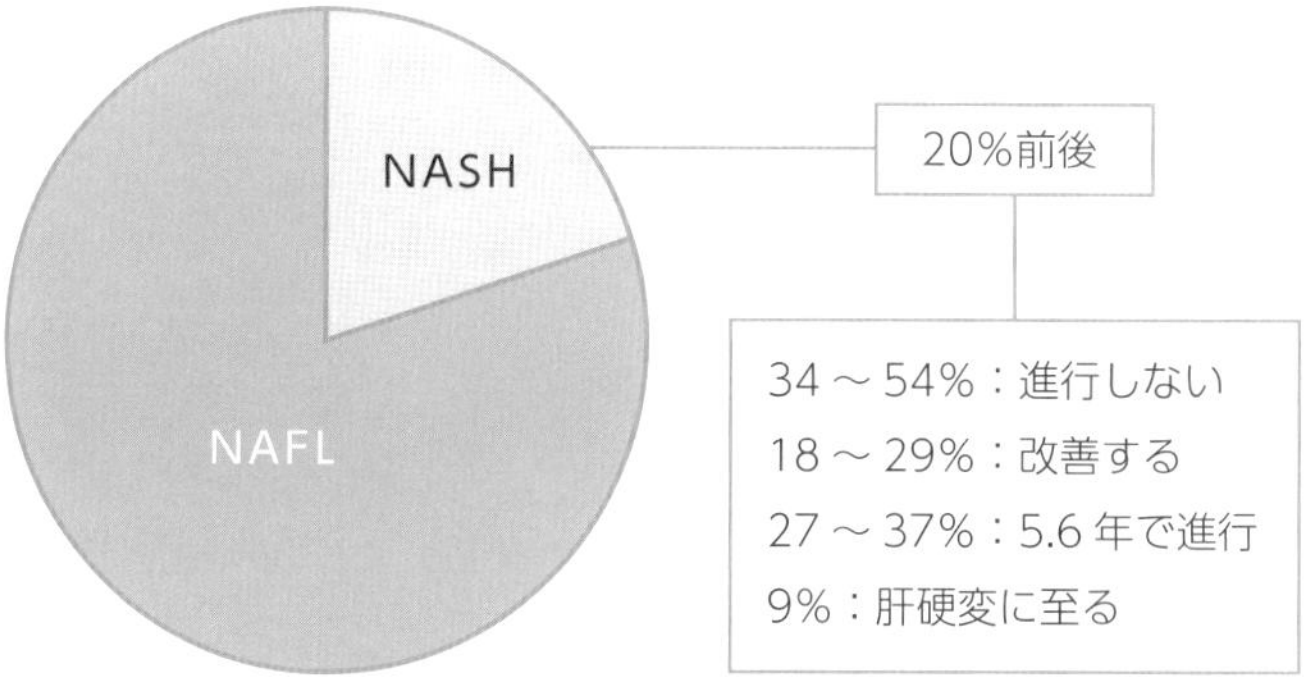
NASH
NAFL
20%前後
34 ～ 54%：進行しない
18 ～ 29%：改善する
27 ～ 37%：5.6 年で進行
9%：肝硬変に至る

図13　非アルコール性脂肪性肝疾患の内訳
Starley BQ,et al.Hepatology.2010;51:1820-32.より作図

コール性肝硬変患者さん85例について、5年くらいかけて発がん率を調べた報告があります。それによると、発がん率は11％で、お酒による肝硬変の12％とほとんど変わらない結果でした。C型肝炎による肝硬変の発がん率に比べると低いのですが、アルコールによる脂肪肝であろうとアルコールによらない脂肪肝であろうと、肝硬変になった人は高い確率で発がんするのです。

肥満度の指標としてBMIがあります。BMIは、体重（kg）を身長（m）の二乗で割った数値で、25以上だと肥満になります。特に男性に多いのですが、25より低くても脂肪肝の人はいるのです。また、NASH患者は、25～34歳の若い年齢層の男性に多いことがわかっています。それに対して、女性は少し年齢が上がってからが多くなります。なぜ、若い年齢層の男性に多いのでしょうか？

もしかすると、このようなことかもしれません──「学生時代は運動をしていて20歳のころは太っていなかった。いまでも決してBMIが20を超えることはないが、20歳頃の体重と比べて10kg以上増えている」。こうした人は、BMIが25以下でも脂肪肝の可能性があります。あるいは急に太った人、特に1年で3kg以上体重が増えた人などです。それ以外では、もともと糖尿病や高血圧などの生活習慣病がある人は、調べてみると脂肪肝かもしれません。

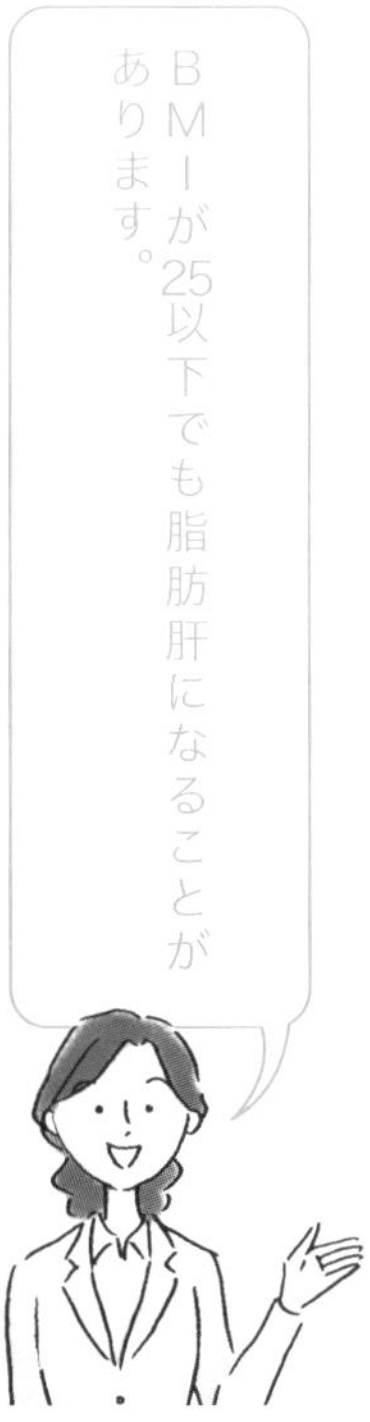
BMIが25以下でも脂肪肝になることがあります。

脂肪肝はどう治す？

脂肪肝に効くよい薬はありません。アルコールが原因の場合は禁酒しかありません。どんな薬を使っても、お酒を飲み続けたら進行して肝硬変になります。それと同じで、アルコールが原因ではない脂肪肝も、体重を減らすことが基本です。今の体重から7％減らせば脂肪肝は改善するという研究があります。自分の体重に０・０７掛けてみれば、どのくらいやせたらよいのかがわかります。

減量のためによく行われるのは、食事療法と運動療法です。肥満を伴う脂肪肝の患者さんには、有酸素運動をしてもらいます。有酸素運動というのは、酸素が十分に供給されている状態での運動です。重いバーベルを上げるときには息を止めますが、それは酸素なしの運動です。そうではなく、ランニングや散歩など、酸素を吸いながらの運動です。

有酸素運動を30〜40分、週3〜4回、4〜12週継続したグループと、運動をしていないグループで比較したところ、体重はほとんど変わりませんでしたが、内臓脂肪量は下がり、肝臓の中性脂肪量（肝ＴＧ量）も減っていました。つまり、脂肪肝もよくなっていたのです。

週3〜4回の有酸素運動は、たとえ体重が減っていなくても脂肪肝改善のためには効果的ということです。具体的にどんな運動がよいのかというと、歩くことです。ただし、のんびり歩いては、脂肪肝は改善しません。やはり、ある程度速く歩かなければいけません。この速歩を、30～40分行うとよいでしょう。

特にお勧めの有酸素運動があります。まず3分間、一生懸命速く歩きます。そして、次の3分はゆっくり自分のペースで歩いて息を整えて、また3分間必死に歩きます。それを繰り返します。これは、急にぐっと運動するのが非常によいといわれているからです。30～40分が難しいのであれば、20分くらいでもよいでしょう。せっかく歩くのであれば、そうした工夫をしてみてください。

もう一つ、腸内細菌と脂肪肝との関連を説明します。腸内細菌には、さまざまな種類がありま す。果糖（フルクトース：果物の糖）を摂取する

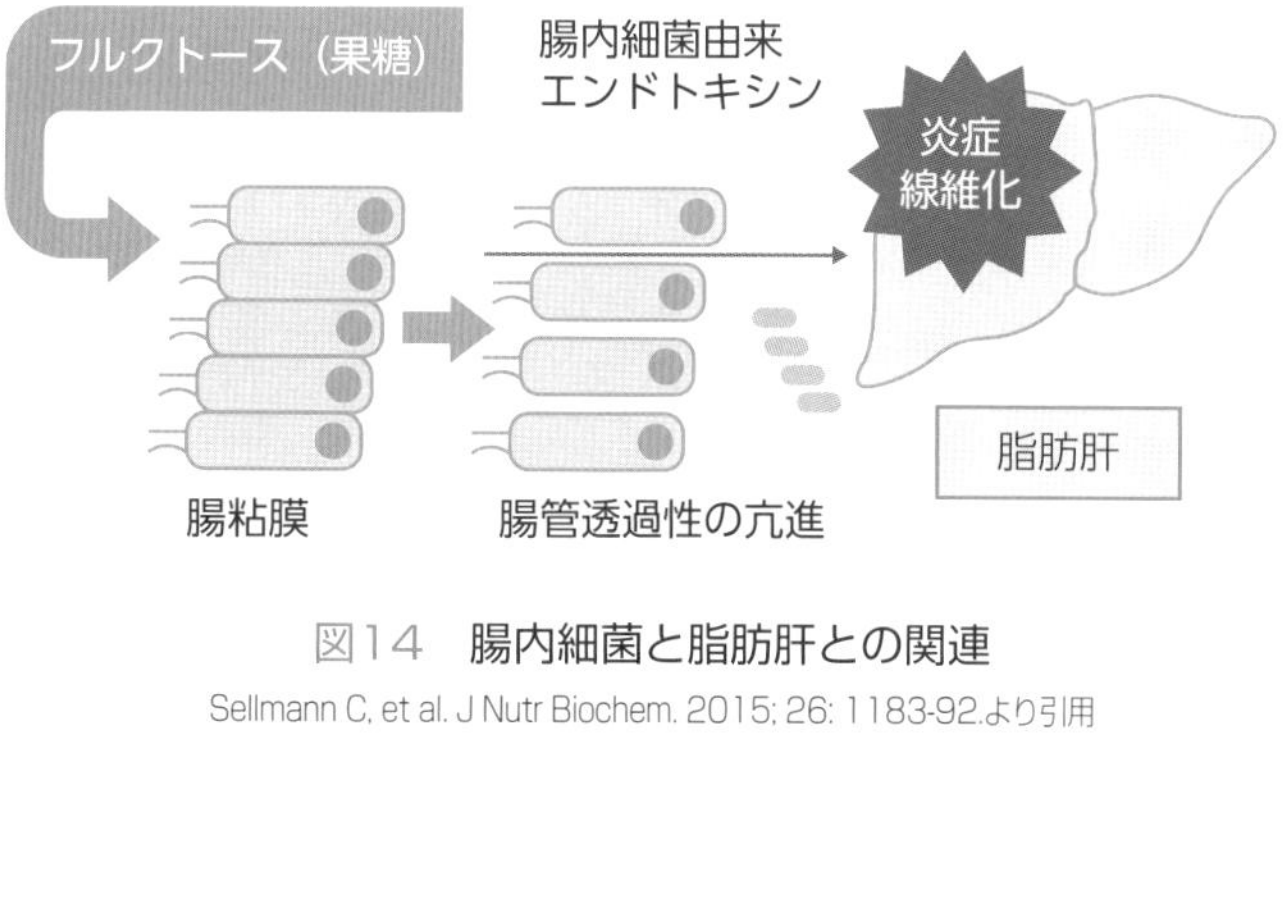

図14　腸内細菌と脂肪肝との関連

Sellmann C, et al. J Nutr Biochem. 2015; 26: 1183-92.より引用

と、腸管粘膜の細胞と細胞の間があいてスカスカになってきます。これを、「透過性が亢進する」と表現します（図14）。

大腸や小腸の中には腸内細菌がたくさんいますが、なかにはエンドトキシンという毒を出している腸内細菌がいます。腸管粘膜がスカスカだとその毒が通りやすくなり、血中に入ってしまいます。それが肝臓に運ばれることで、脂肪肝になったり、肝臓に炎症を起こしたり、線維化を起こしたりしているといわれています。

脂肪肝の人は、グルコース（ブドウ糖）をいつも気にしているかもしれません。しかし、ブドウ糖を摂るより、果糖で同じカロリーを摂ったほうが内臓脂肪はつきやすいのです。とはいえ、果物をやめるべきというわけではありません。果物にはビタミンも多く含まれているのでとても有用です。

果糖がたくさん含まれているのは清涼飲料水です。清涼飲料水の成分表示を見てください。ブドウ糖ではなく、果糖ブドウ糖液糖（ブドウ糖より果糖が多い）やブドウ糖果糖液糖（果糖よりブドウ糖が多い）と書いてあります。果糖が入っていない清涼飲料水は非常に少ないので、脂肪肝にならないためには、清涼飲料水をあまり飲まないことです。

まとめ

進んで検査を受けましょう

脂肪肝や肝炎については、定期的に検査を受けて確認する必要があります。自治体によって違いますが、B型とC型の肝炎ウイルスについては、委託された医療機関や保健所でHBs抗原、HCV抗体の検査は受けられるようになっています。費用も無料だったり補助が出たりしていますので、ぜひお住まいの自治体に問い合わせてみてください。ウイルスの検査は一度だけでもかまいません。慢性化していないか、確認してみてください。

B型肝炎ウイルスの場合は、HBs抗原が＋（プラス）だと感染しているとわかります。しかし、HCV抗体が＋だった場合、C型肝炎ウイルスがいるかどうかを確認するために、HBV RNA定量検査を受ける必要があります（図15）。先ほども説明しましたが、一度C型の急性肝炎にかかると、ウイルス自体は消えてしまっても

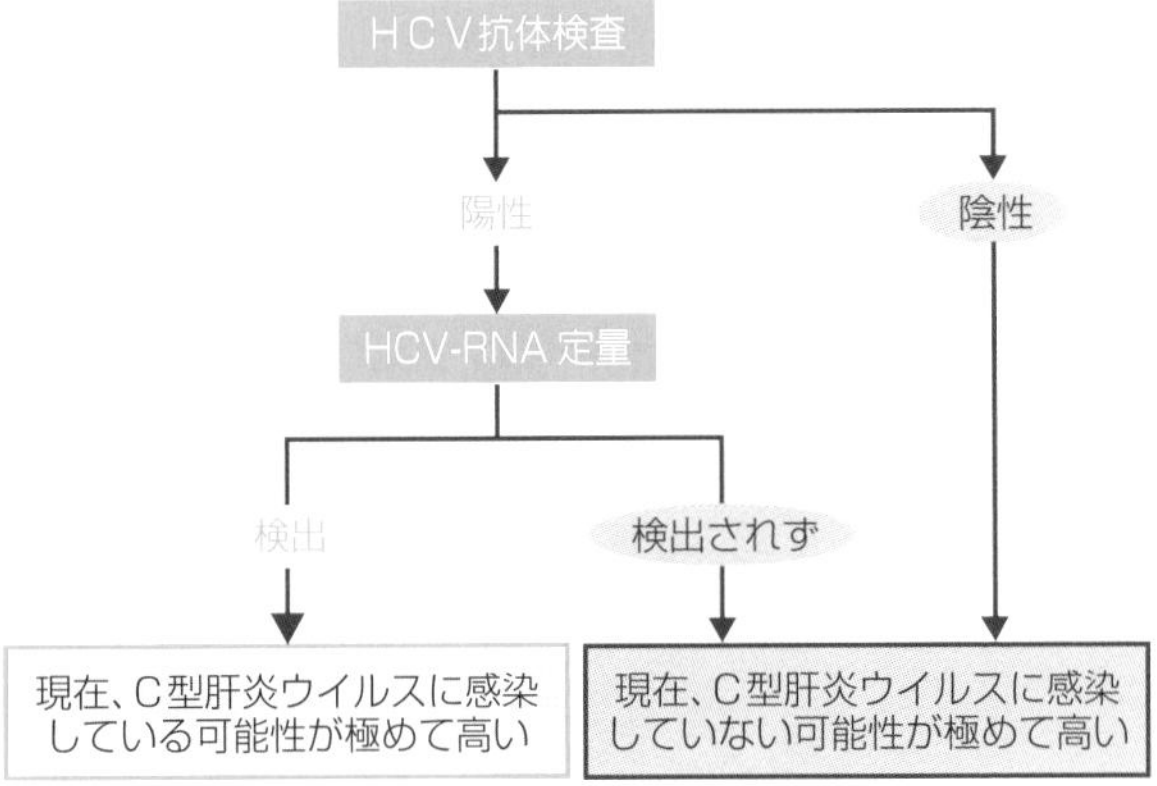

図15　HCV抗体検査の流れ

ＨＣＶ抗体は陽性になってしまいます。

もし肝炎ウイルスに感染していたら

肝炎ウイルスに感染していることがわかったら、すぐに病院で治療を受けてください。いまはよい薬がたくさんありますので、Ｂ型肝炎ウイルスの増殖を抑えて肝がんの発生を減らすことができます。また、Ｃ型肝炎ウイルスは完全に除去できますので、陽性だということがわかった場合は安心して病院に行きましょう。

会社の健康診断で肝機能が高いといわれた場合、ほとんどの人は脂肪肝です。脂肪肝かどうかは超音波検査でわかります。肝臓の組織をとって顕微鏡で見ると肝細胞の１個１個に脂肪がたくさんつまってしまって、核がすみに追いやられていま す。こんな状態になっているので、超音波検査をすると、この肝臓がきらきら光って見えます。

◈肝がんにならないためには

これまで説明してきたことをまとめると、次のようになります。

❶ 肝炎ウイルスの検査を必ず1回は受けてください。
❷ B型の場合には、肝炎ウイルスの量を減らして肝がんを予防してください。
❸ C型肝炎ウイルスは、飲み薬だけで95%以上の確率で除去することができます。
❹ C型肝炎ウイルスに感染している人は、肝がんを予防するためにも、年齢に関係なく全員が原則治療の対象です。まず専門病院を受診してください。
❺ 脂肪肝から肝がんにならないためにも、アルコール、肥満、糖尿病から肝臓を守っていきましょう

肝臓は「沈黙の臓器」といわれています。血液検査をすれば肝機能の状況はただちにわかりますが、ほとんど症状はありません。まったく症状がないから肝機能は大丈夫と思わず、沈黙の臓器である肝臓を守っていただきたいと思います。

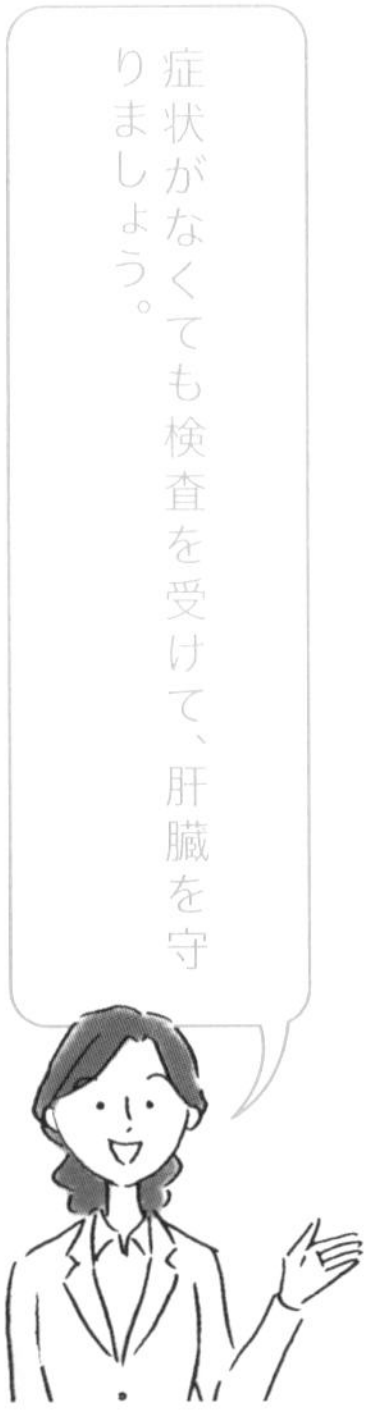
症状がなくても検査を受けて、肝臓を守りましょう。

第2章

肝がん治療について

～内科的治療を中心に～

肝がんはどんな病気か

❖肝がんの現状

全疾患の死亡率の中で悪性新生物（がん）の死亡率はトップです。以前は肝がんは増加傾向だったのですが、肝がんの原因であるC型肝炎の治療が劇的に進歩したことにより、現在は男女ともに少し減少傾向に転じています。ただし、生活習慣病と関連した非アルコール性脂肪肝炎（NASH）が増加傾向であることと、高齢化（高齢の方は肝がんになりやすいといわれています）のため、どの程度減少するのかは不透明です。

第1章でも説明しましたが、肝硬変であるF4までステージが上がると、発がん率が年間約8％になります。つまり肝硬変の患者さんは、10年で約80％が肝細胞がんになってしまうことになります。

C型肝炎ウイルスを除去することによって、発がん予防が期待できるため、国の施策として、肝炎ウイルス除去に対する公的助成制度も存在します。

肝がんの特徴

肝臓は腹部臓器の中で上腹部に位置し（図16）、肝臓自体は8つの〝部屋〟に分かれています（図17）。S_1、S_2……などと名付け、どの部分に局在しているかわかるようにしています。正確な肝がんの部位の把握は、治療方針を決めるう

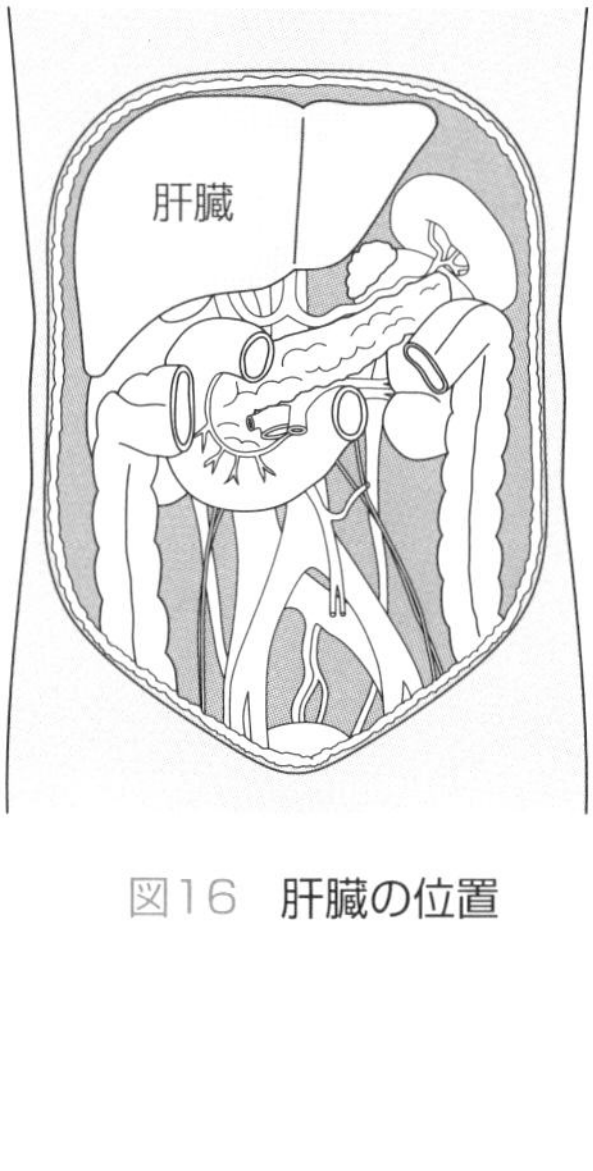

図16　肝臓の位置

えで非常に重要になります。たとえば左側だけに肝がんがあるのか、それとも左と右の両方にたくさんあるのか等は、治療を考えるうえでとても大切な情報です。

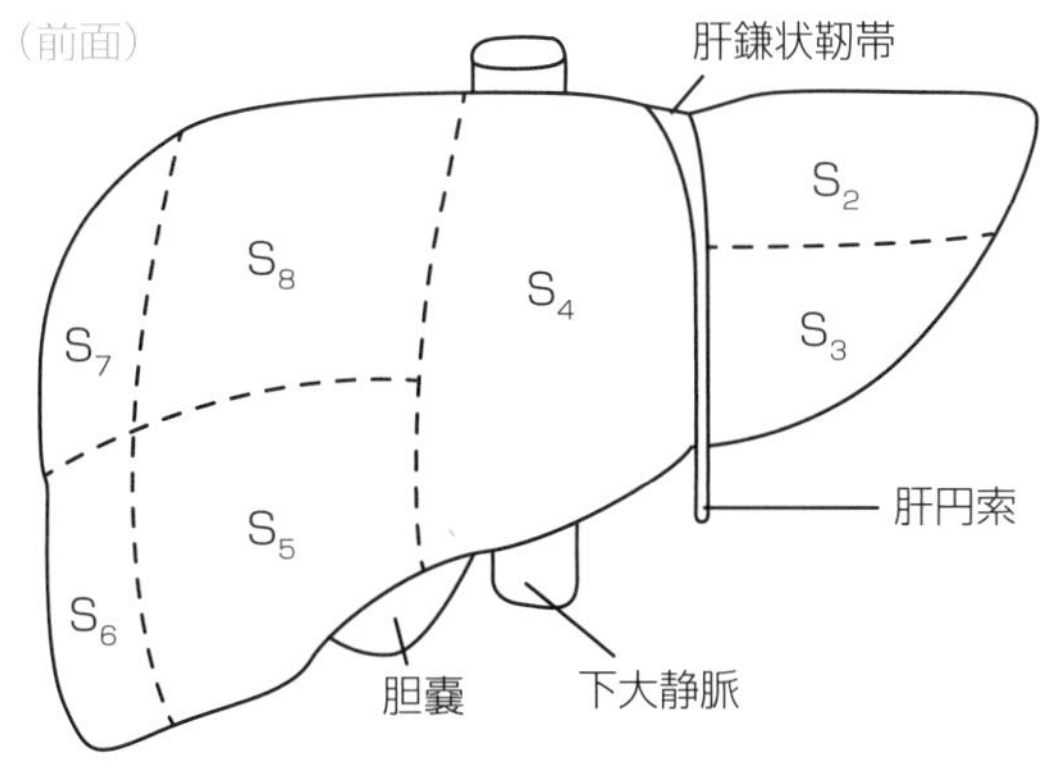

図17　肝臓の8つの区域

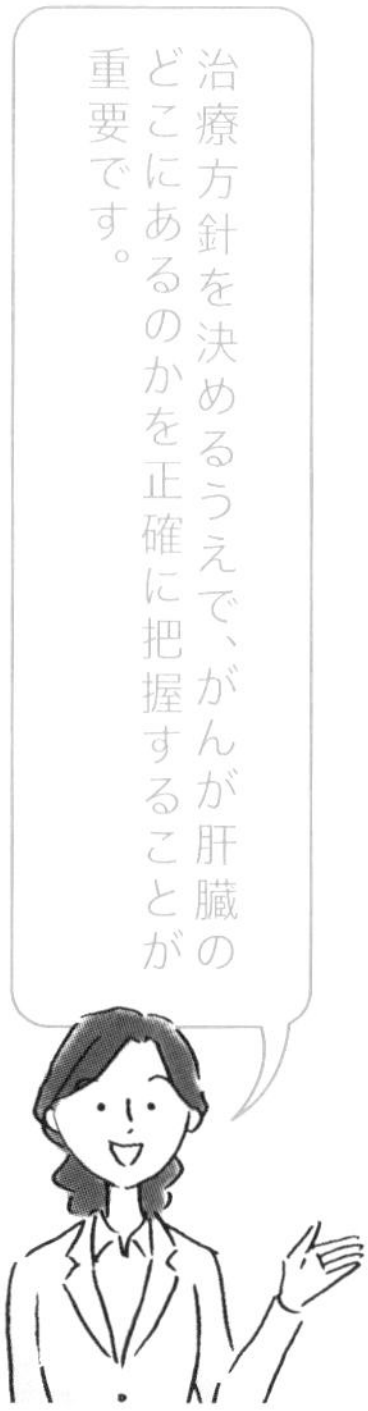
治療方針を決めるうえで、がんが肝臓のどこにあるのかを正確に把握することが重要です。

通常のがんに比べ、肝がんには次のような特徴があります。

〈肝がんの特徴〉
- 治療の種類が豊富
- 組織診断をしなくてもよい
- 比較的進行が遅い
- がん自体の血流が豊富
- 肝臓内再発をきたしやすい

(1) 治療の種類が豊富

がんの治療は手術が基本です。何でも手術したほうがよい、というわけではありませんが、がん自体を取り除くことができたほうが治療効果が期待できます。しかし、がんの個数が多い場合や肝機能が悪い場合には、手術の対象とならないことがあります。肝がんの手術は肝臓の一部を取ってしまうので、肝臓の容積が減ることにより、肝臓の機能がもともと弱っている場合は、さらに肝臓がだめになってしまうこともあるためです。

ただ肝がんは、ほかのがんと比べて内科的治療の選択肢が豊富です。例えば、ラジオ波焼灼、マイクロ波焼灼などの局所治療は、大きさが小さく、数個なら通常対応可能です。カテーテルを使った治療もあります。心臓のカテーテル治療と同じように肝臓を栄養する動脈にカテーテルをもっていき、抗がん剤を投与して血流を遮断する治療で

＜外科的治療＞

・肝切除術（がん治療の基本）　・肝移植

＜内科的治療＞

・局所治療　・カテーテル塞栓術　・化学療法　・放射線療法 など

す。その他、経口の抗がん剤を用いることもあります。

⑵組織診断をしなくてもよい

通常、がんを診断する場合、組織採取し、診断を行います。しかし、肝がんの多くは、画像検査で診断が可能です。画像検査としては、腹部超音波検査や造影剤を使った超音波検査・ＣＴ・ＭＲＩです。

腹部超音波検査は患者さんの負担が少ないのが利点です。しかし、客観性が乏しいことが欠点です。それを補うため、ＣＴ、ＭＲＩなどの客観性をもった検査を組み合わせます。肝がんの場合、ＣＴとＭＲＩどちらの検査がよいのかというと、前がん病変（がんになる前の病変）を検出する観点でみれば、ＭＲＩのほうが優れています。一方、ＣＴ検査はＭＲＩ検査に比べ、検査時間が短いのですが、弱点としては、被ばくや、造影剤アレルギーが問題となることです。

したがって、一つの検査にこだわるより、それぞれの検査の長所、短所を認識したうえで複数の検査を組み合わせて行うことが重要です。

(3) 比較的進行が遅い

肝がんは、胃がんや膵がんなどほかの消化器がんと比べると、比較的進行が遅いのが特徴です。図18は時間経過で肝がんが育っていくイメージです。もちろん進行速度には個人差があります。ですから焦らず、その時々で最適の治療をしていきます。経過を見ていてよいのか、治療をしたほうがよいのか、といったことは医師の判断に委ねられます。

(4) がん自体の血流が豊富

図19は肝臓の図ですが、肝臓には、門脈と肝動脈という2つの血管から血液

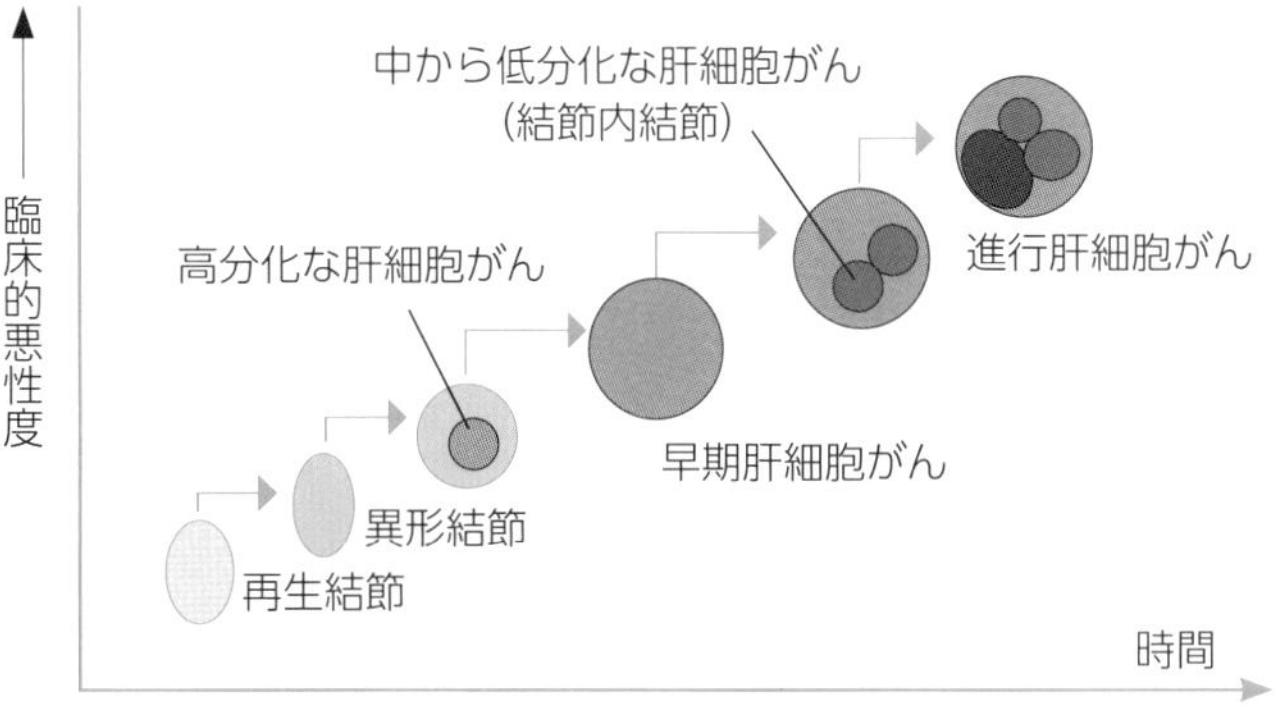

図18　肝がんの発症様式と時間経過

落合 慈之(監修), 針原 康(編集), 小西 敏郎(編集), 松橋 信行(編集). 消化器疾患ビジュアルブック第2版. 2014, 東京, 学研メディカル秀潤社.より引用

が流入します。肝臓に栄養を運ぶのは門脈で、酸素を運ぶのは肝動脈の役目です。肝臓から出ていく血管は、肝静脈です。肝がんは主に肝動脈で栄養を受け取っていますが、血流が豊富かどうかは、カテーテル治療のときに重要になります。造影剤を使ったCT画像で白く染まるのが肝がんの特徴です（図20）。

(5)肝臓内で再発しやすい

肝がんが一度できてしまった肝臓には、肝がんが再発しやすいことが知られています。「手術で切除すればもう大丈夫です」といいたいところですが、残っ

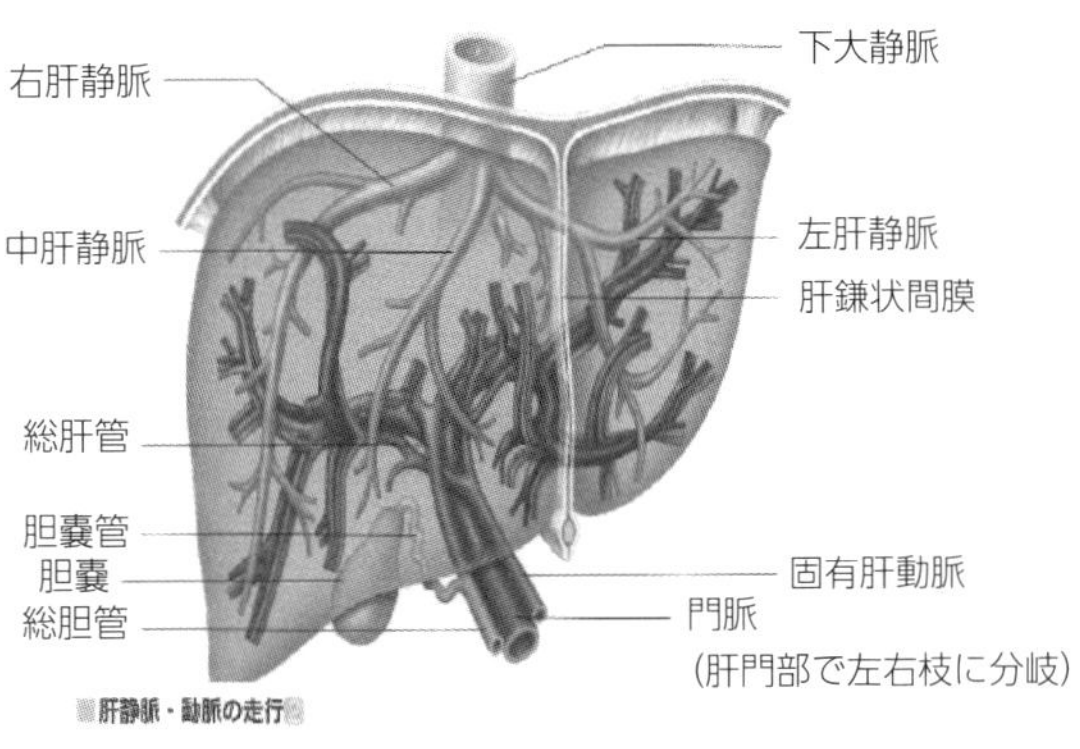

図19　肝臓の血管

落合 慈之(監修), 針原 康(編集), 小西 敏郎(編集), 松橋 信行(編集).
消化器疾患ビジュアルブック第2版. 2014, 東京, 学研メディカル秀潤社.より引用

た肝臓から、5年以内に約80％の確率で再発します。何回も手術することは難しいので、内科的な治療をうまく組み合わせて活用することで寿命を延ばすことが肝要です。

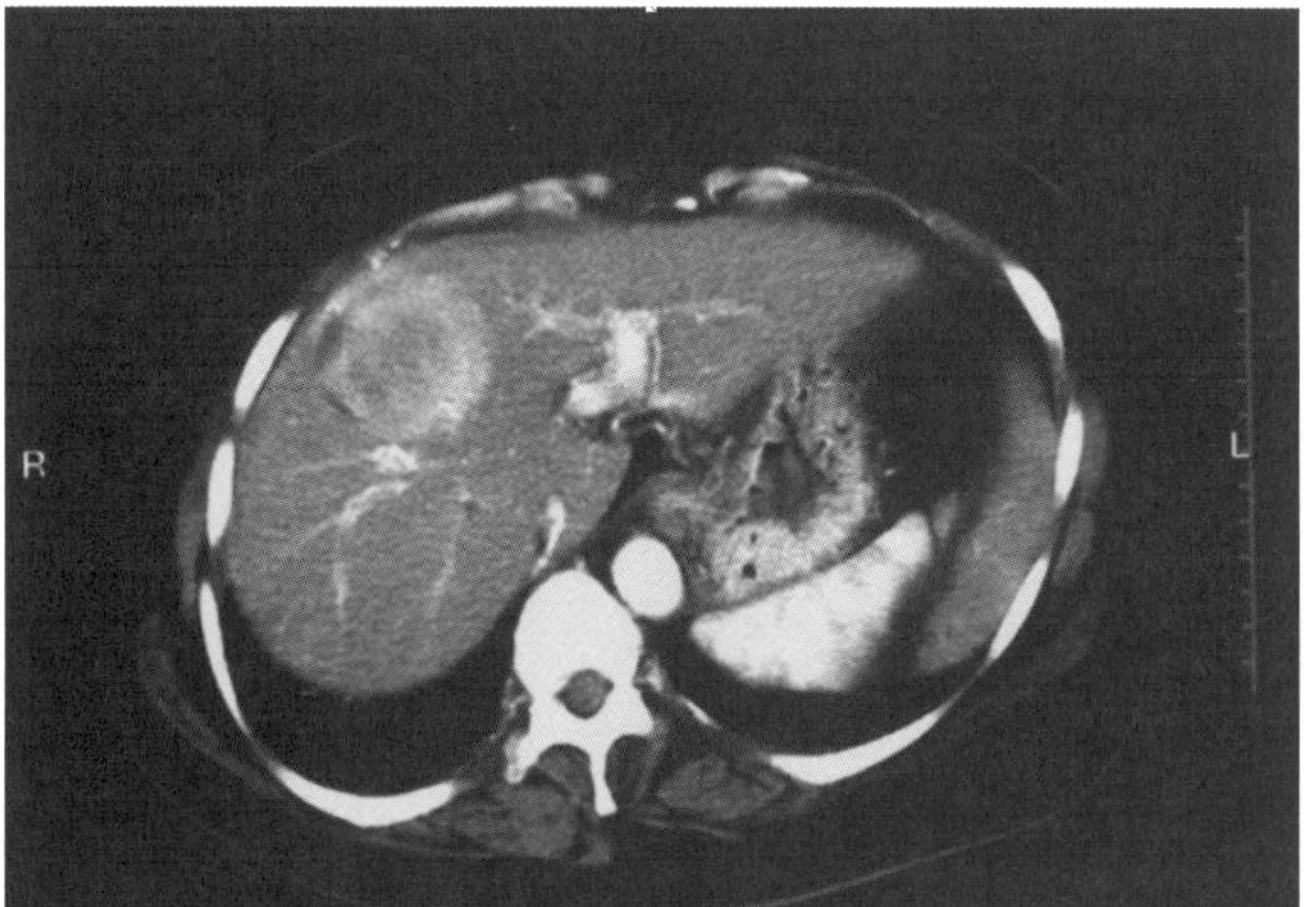

図20　造影CTでの肝がん画像

治療の考え方

◈どの段階から治療するのか

どの段階から治療を始めるのがよいのでしょうか？　これにはいろいろな意見があります。がんがあればどんどん治療しましょうという医師もいれば、もう少し待ってから治療するのがよいという医師もいます。正解はありませんが、画像検査で大きさや造影効果の変化などがあれば、治療を検討するといったことが今の標準的な考えです。大きさの変化がなければ、経過をみることもひとつの考えですが、厳重に経過観察をする必要があります。

❖肝がんの治療選択の前に

どの治療法を選ぶかについての基準として、日本肝臓学会の治療アルゴリズムがあります（図21）。この図にあるように、治療の選択の前に、①肝臓の機能は問題ないか、②がんの数、③がんの大きさ、④がんの中に血流はあるか、の4つを確認して最適な治療を選択します。

これらの中でも、①の肝臓の機能（肝予備能とも表現します）はもっとも大切です。肝がんの治療は肝臓に負担がかかりますので、肝臓の予備能が低下している場合は治療ができません。ですから、いかに肝臓の機能を温存させるかということを念頭に置いて治療法を選択します。

肝予備能を把握するときには、内科では主に表1のChild - Pugh（チャイルド - ピュー）分類を用いて評価します。この分類は5つの検査結果を点数化して、クラスA～クラスCに分類します。クラスA（5～6点）は肝障害が「軽度」で肝機能は良い、クラスC（10～15点）は「高度」で悪いとなります。医師はこの分類をもとに、肝臓の機能は問題ないか、数はどうか、大きさはどうかということを見ながら治療法を決めていきます。また、がんの中に血流がなければ、カテーテル治療をしても抗がん剤はがんまで到達できないので治療効果は期待できません。

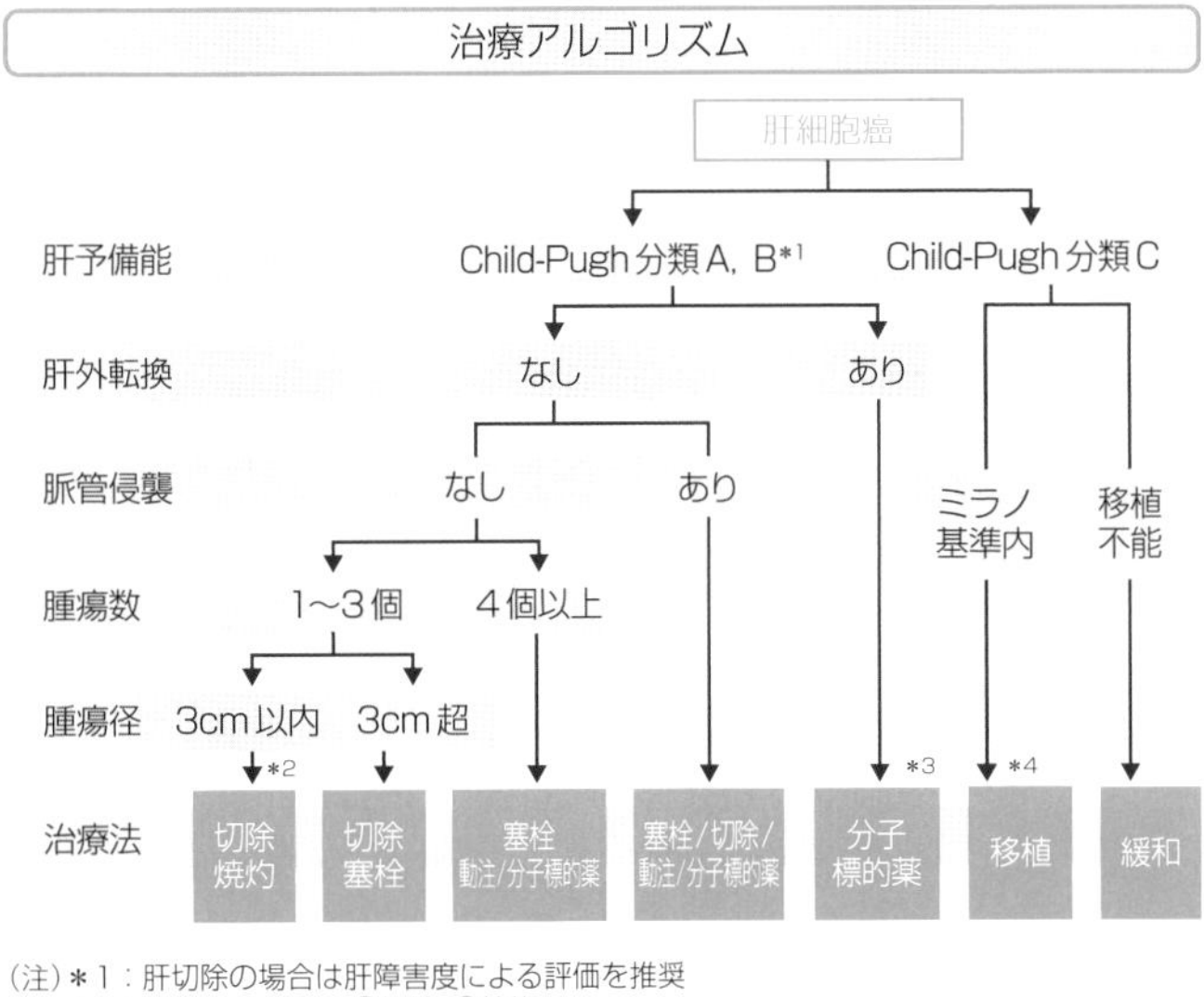
治療アルゴリズム
肝細胞癌
肝予備能
Child-Pugh分類A，B*1
Child-Pugh分類C
肝外転換
なし
あり
脈管侵襲
なし
あり
ミラノ基準内
移植不能
腫瘍数
1～3個
4個以上
腫瘍径
3cm以内
3cm超
*2
*3
*4
治療法
切除 焼灼
切除 塞栓
塞栓 動注/分子標的薬
塞栓/切除/ 動注/分子標的薬
分子 標的薬
移植
緩和

（注）＊1：肝切除の場合は肝障害度による評価を推奨
＊2：腫瘍数1個なら①切除、②焼灼
＊3：Child-Pugh分類Aのみ
＊4：患者年齢は65歳以下

図21　肝細胞がんの治療アルゴリズム

日本肝臓学会 編「肝癌診療ガイドライン2017年版」2017 p68 金原出版より引用

臨床および生化学所見	重症度に応じた点数		
	1	2	3
脳　症	なし	1と2（軽症)	3と4 (ときどき昏睡)
腹　水※	なし	少量	中等量以上
ビリルビン（mg/dL)	＜2	2～3	＞3
アルブミン（g/dL)	＞3.5	3.5～2.8	＜2.8
プロトロンビン時間 (%)	＞70	70～40	＜40
原発性胆汁性肝硬変 のときのビリルビン値 (mg/dL)	＜4	4～10	＞10

Class A:5～6点、Class B:7～9点、Class C:10～15点

※腹水について、利尿薬でコントロールがつく場合は2点、利尿薬を使用しても腹水が認められる場合には3点

表1　チャイルド-ピュー（Child-Pugh）スコア

落合 慈之(監修), 針原 康(編集), 小西 敏郎(編集), 松橋 信行(編集).
消化器疾患ビジュアルブック第2版. 2014, 東京, 学研メディカル秀潤社.より引用

肝がんの内科的治療

肝がんの内科的治療には大きく分けて局所療法、肝動脈化学塞栓術、化学療法、肝動脈注化学療法があります。それぞれについて順番に説明していきます。

◈局所療法

・特徴　局所療法には歴史があり、現在でもいろいろな治療法があります。そのなかで、現在一番よく行われているのが２００４年から保険適用になったラジオ波焼灼療法（ＲＦＡ）です。がんを〝焼く〟治療で、個数が2～3個、まだそれほど大きくない（３cm以内）肝がんが対象になります。

ＲＦＡでは、肝がんの腫瘍の中に、直径１・５㎜のボールペンの芯と同径ぐらいの電極針を、体の外から皮膚を通して肝臓に挿入します（図22）。このとき、電極やがんの位置を超音波で確認しながら行います。そして、４５０ＫＨｚの高周波（ラジオ波）で加熱して肝がんを凝固壊死させます。がんが小さく数も少ないなど、条件によっては肝切除と同等の効果が期待できます。

電極の針は、通電部以外は氷水で冷やされているため、それ以外の部分がやけどすることはありません。約１００℃の温度で、１回に10分ほど通電し、がんを凝固

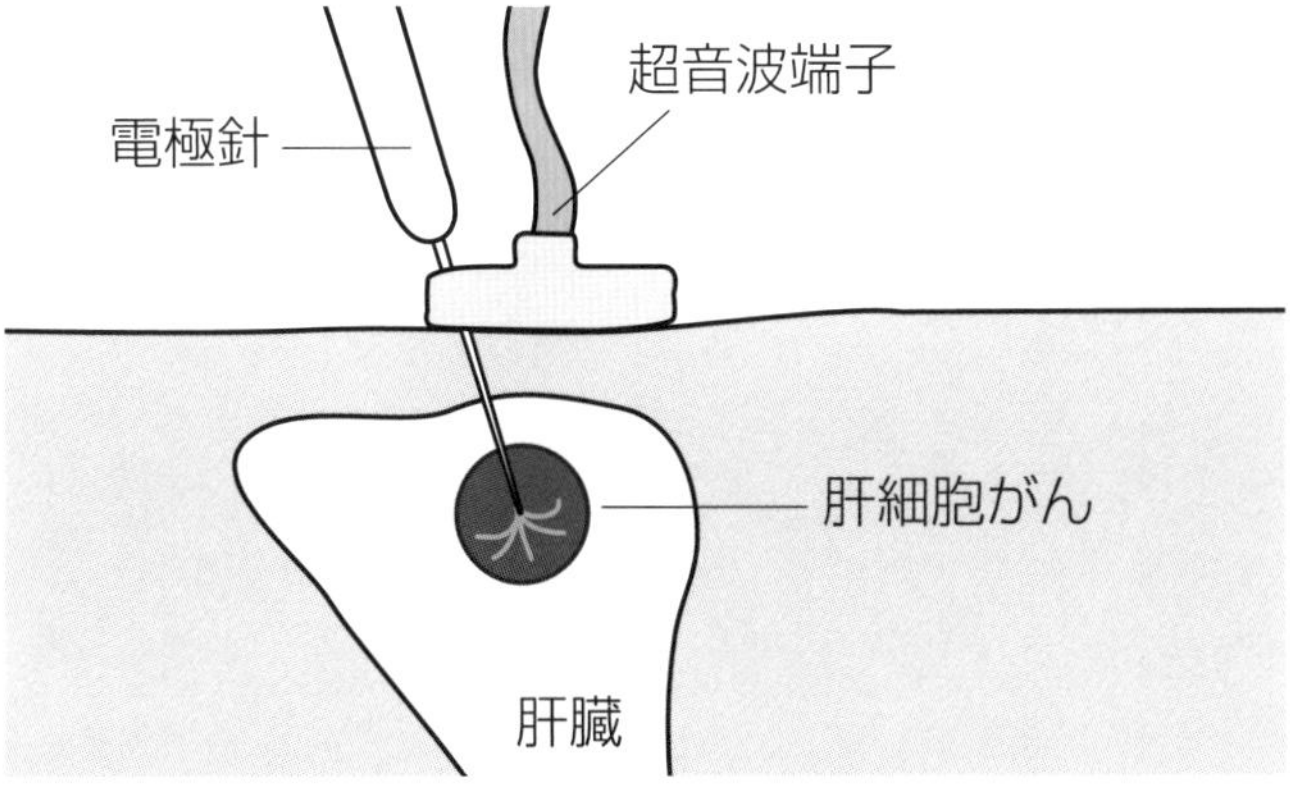

図22　ラジオ波焼灼療法

させます。一度の治療で数回、通電することが一般的です。

またこのＲＦＡは、世界で最も多く行われているのは日本で、海外からも医師が勉強に来ています。

焼灼した部分はその後どうなるのかと疑問をもたれることも多いのですが、周りの正常な細胞がどんどん押すように広がり、焼灼部分は小さくなっていきます。

ＲＦＡにはさまざまな方法があり、一般的なのは１本の針で焼く単針型ですが、最近は複数の針を用いるBipolar式も登場しています。この方法ですと、より大きな範囲を焼灼できる可能性がありますが、操作が難しく、脈管の近くには刺すことができません。当院で用いているのは可変型ＲＦＡ針とよばれるもので、これは焼灼する範囲を調節できるタイプです。以前は、焼灼範囲が２㎝、３㎝と異なる場合は別々の針を使っていましたが、可変型では１本で済ませることができ、医療経済的にも有用です。

●メリットとデメリット

局所療法は大きさ直径３㎝以内、数は３個以内の肝がんが対象です。メリットは開腹しなくても治療可能であること、焼灼範囲がある程度限定されるので、肝機能の温存が期待できることです。開腹手術による肝切除では多くは部分的に摘出することはなく、少し大きめに取り除かれてしまいます。がんではない正常な部位も取られてしまうと、肝切除後の肝予備能が低下してしまうことが少なくありません。

局所治療のデメリットとして、焼灼した部位の局所再発のリスクがあります。焼灼範囲を少し大きめにとるなどの工夫はしていますが、周りにがん細胞が残る場合もあり、そうするとどうしてもその部分にがんが再発することもあります。逆に肝切除は、少し大きめに取り除くので、局所再発のリスクは低くなります。このようにメリットとデメリットを考えて治療を行っています。

● 合併症　RFAでの合併症は肝臓からの出血、焼灼した際に発生した熱により消化管に穴が開いたり、腹膜にがん細胞をまき散らすことなどがあります。上記合併症に関しては、頻度は多くはありませんが、十分に気をつけて対応しています。

私たちの施設におけるRAFの実施件数は、2013年度は18件でしたが、その後大幅に増え、2014年度以降は60~80件を行っています。その際の患者さんの平均年齢は70・9歳、最高齢の方は90歳です。がんの平均サイズは1・8cm、1セッションでは平均1・2個の病変を焼灼します。2013~2016年度の間に200件以上を実施しましたが、この間に発生した合併症は胆道出血の1例のみで、これは自然止血しています。

●RFAの実際の流れ

RFAの実際の流れを、私たちの施設の例を参考に説明します（図23）。患者さんには手術の前日に入院してもら

・入院日（1日目）	採血検査
・RFA当日（2日目）	昼食中止、点滴を確保 RFA施行前に鎮痛剤などを投与 午後にRFAを実施 RFA後：4時間安静、水分摂取は可能 4時間後、歩行可能、食事も可能
・退院日（5～6日目）	退院（合併症がなければ、1週間前後で退院）

RFA：ラジオ波焼灼療法

図23　埼玉医科大学総合医療センターにおけるラジオ波焼灼療法の実施の流れ

い、採血検査を行います。血液をさらさらにする抗血小板薬を服用しているかどうかは事前に確認しておきます。ほとんどが全身麻酔ではなく、局所麻酔、鎮痛剤を使い、RFAを行います。その後は4時間安静になります。問題がないことを確認し、歩行可能、食事の許可を出します。数日経過をみて、退院となります。合併症がなければ、入院して、1週間前後で退院できます。

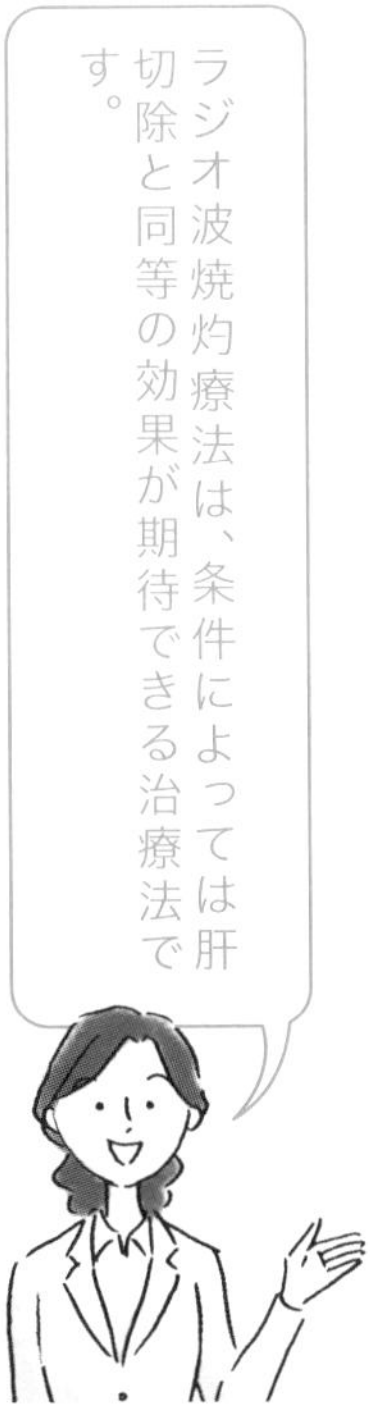
ラジオ波焼灼療法は、条件によっては肝切除と同等の効果が期待できる治療法です。

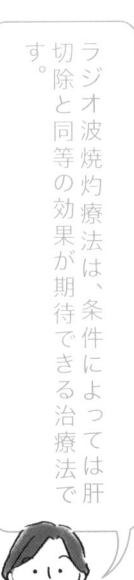

肝動脈化学塞栓術（TACE）

● 特徴　次は肝動脈化学塞栓術（TACE）、つまりカテーテル治療です。これはカテーテルを用いて肝臓の血管を塞ぎ、肝がんを〝兵糧攻め〟にするという治療法です。先ほども説明したとおり、肝臓には肝動脈と門脈という2つの血管があり、肝がんの多くは肝動脈から栄養や酸素を受け取っています。そこで、TACEでは足の付け根の動脈からカテーテルを挿入し、肝臓内の腫瘍に栄養を送っている血管にカテーテルを進めます（図24）。つぎに、油性造影剤であるリピオドールと抗がん剤を混ぜ、カテーテルから肝動脈に注入します。リピオドールは油性の液体であるため、肝がんに届

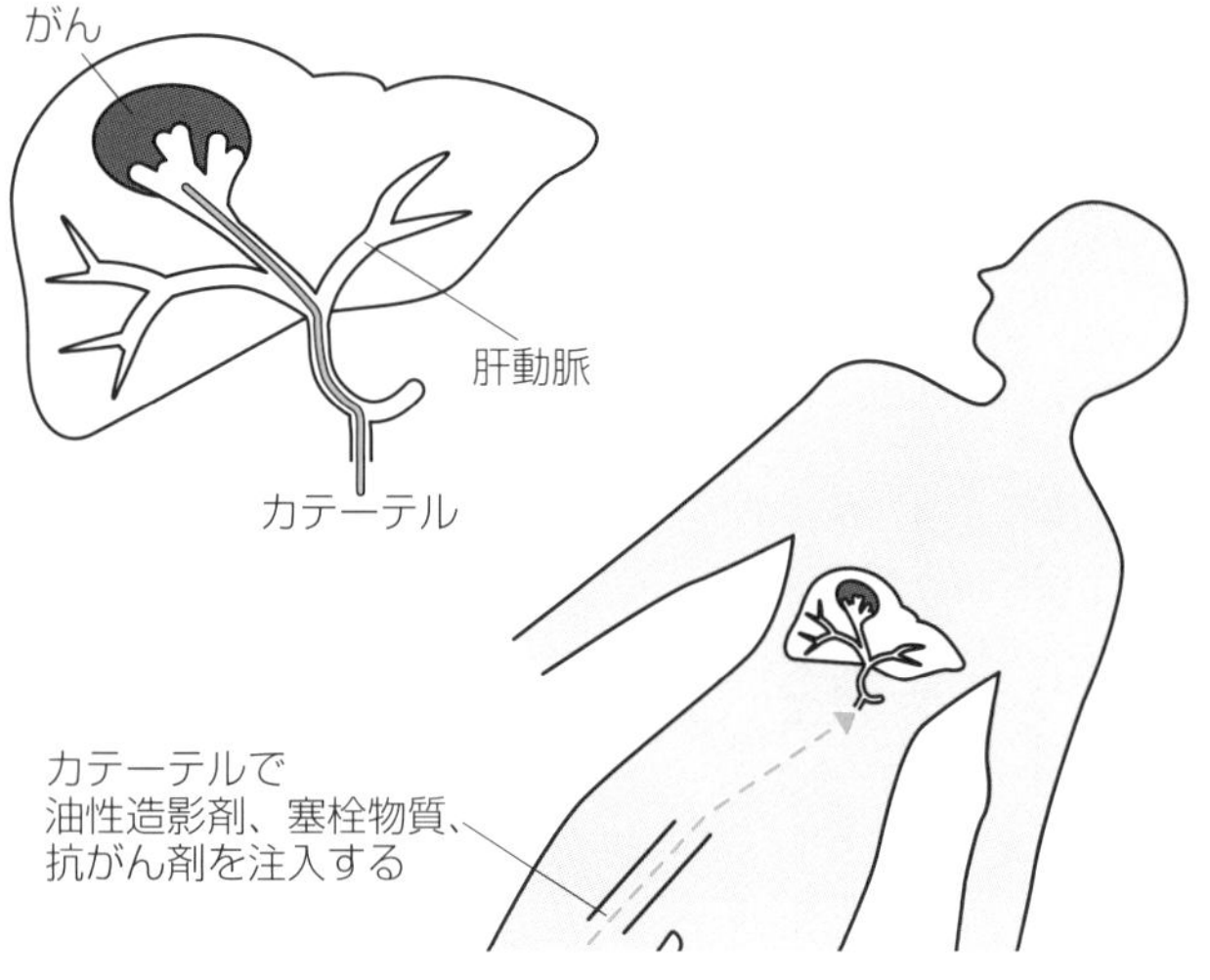
がん
肝動脈
カテーテル
カテーテルで
油性造影剤、塞栓物質、
抗がん剤を注入する

図24　肝動脈化学塞栓術

き、それとともに抗がん剤も放出されてがんに作用します。その後、ゼラチンスポンジを注入して肝動脈を塞ぎ、がんへの栄養を断ち、がんを壊死させます。がんではない正常な部分には、門脈からの血液が流れているため、治療によってがん以外の部分が壊死することはほとんどありません。

肝がんは同時に複数のがんが肝内にできることもあり、また肝臓内に転移することも多いがんです。多発したがんには、切除術やRFAは行えません。一方、TACEはがんが多発していても治療可能なため、手術ができない、局所治療ができない、つまり数が多く、大きい肝がんが対象となることが多いです。

・効果判定　私たちの施設ではTACEの効果判定にはCT検査を用いています。治療直後のCT検査では判断が難しいため、治療後約1ヵ月たってから外来でCT検査を行って治療効果を確認しています。

・実際の症例　図25は実際の症例のCT画像です。この症例は局所治療ができなかったのですが、肝がんは、矢印で指した丸い部分です。治療後のCTを見ると、がんが真っ白になっています。抗がん剤が入るとこのように白くなるのです。これは、がんの隅々まで抗がん剤が入っているので治療効果がとてもよかった症例です。

●メリットとデメリット　ＴＡＣＥは他の治療法に比べると、多発した肝がんも治療でき、また比較的患者さんの負担も少ないのが大きなメリットです。ただし、カテーテル治療の再発率は手術や局所治療に比べて高くなるのがデメリットです。これは、抗がん剤が留まらず、抜けてしまうことがあるためです。その際は再度ＴＡＣＥを行うことになります。

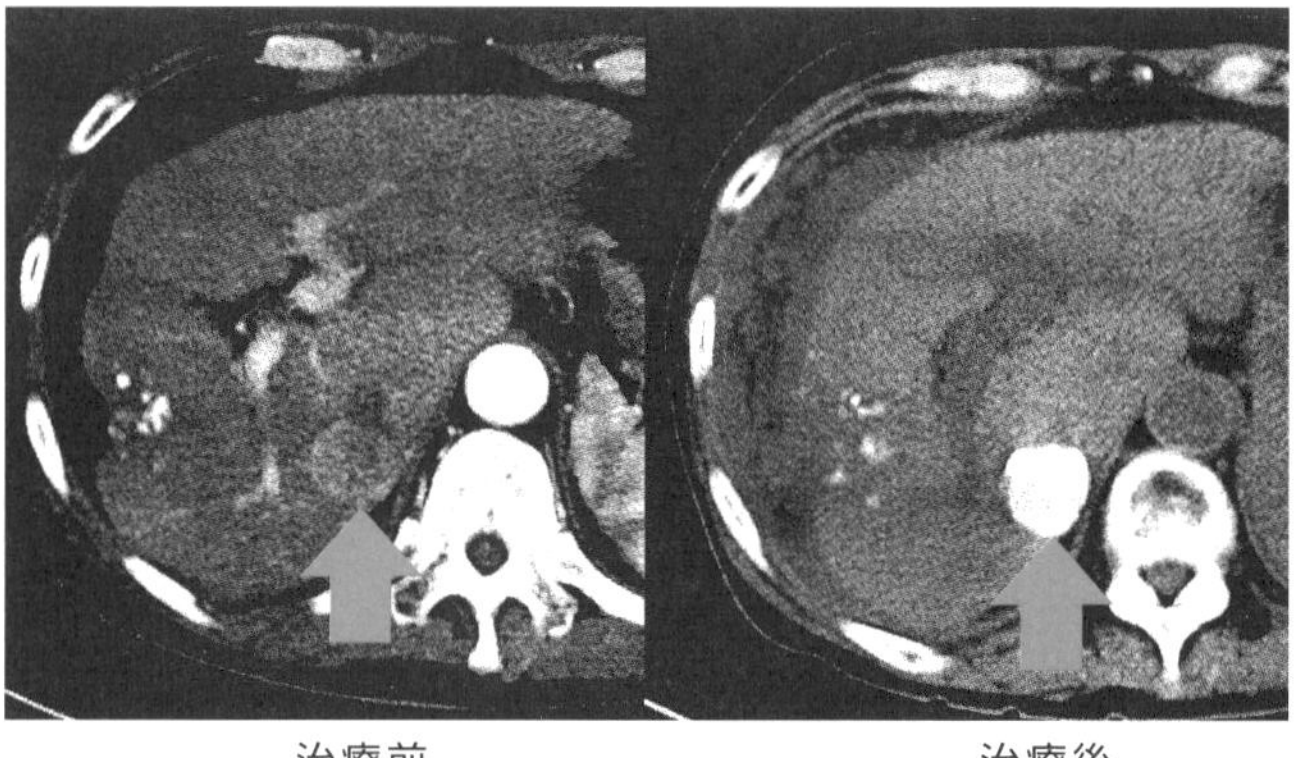

図25　TACEの施行例

また、門脈内に腫瘍が浸潤して血管が塞がっている場合は、もうひとつの血管である肝動脈をカテーテルで塞いでしまうと肝臓の血流が低下し、がん以外の正常な組織も壊死してしまうので、こうした症例は治療対象になりません。肝機能が低下している患者さんも、治療によって一部の正常な肝臓が壊死すると肝不全を起こすため、TACEは行えません。

◈化学療法

●特徴　次は化学療法です。肝がんは、がんが門脈に浸潤していたり肝臓以外に転移していると、RFAやTACEによる治療や、肝切除を行うことができません。こうした場合は抗がん剤による治療を行うことになります。現在使用できる経口の抗がん剤は、分子標的薬であるソラフェニブ（商品名：ネクサバール錠）、レゴラフェニブ（商品名：スチバーガ錠）、レンバチニブ（商品名：レンビマ）の3種類で、どの順番で使用するかは医師の判断によります。

分子標的薬とは、従来の抗がん剤とは異なるメカニズムでがんに作用する薬です。従来の抗がん剤は、がん細胞そのものを攻撃して、がんを死滅させたり増殖を抑えるはたらきをします。一方の分子標的薬は、がんの増殖に関わる分子（タンパク質など）をターゲットとし、がんの増殖や転移を抑制する作用があります（図26）。ソラフェニブは2009年に登場した薬剤で、一次治療薬（最初に使う治療薬）として用いられています。適応は肝臓外に転移したがん、手術やRFA、TACEなどの治療ができない例、肝予備能のよい例（チャイルド - ピュー Aのみ）です。

肝がんに対するソラフェニブの効果を検討した研究では、肝細胞がん患者にソラフェニブまたはプラセボ（偽薬）を投与して比較したところ、ソラフェニブを投与した群の生存期間は10・7ヵ月、プラセボ投与群は7・9ヵ月と、ソラフェニブによって寿命が長くなることが示されました。

ソラフェニブの効果が発揮されなくなってきた場合には、二次治療薬としてレゴラフェニブが使われることが一般的です。適応はソラフェニブと同様です。また薬の化学構造が似ているため副作用はほぼ同じですが、薬理作用がレゴラフェニブのほうが強いため、副作用が強く出る可能性があります。

2017年には、一次治療薬としてレンバチニブが登場しました。ソラフェニブに劣らない効果があり、一次治療の選

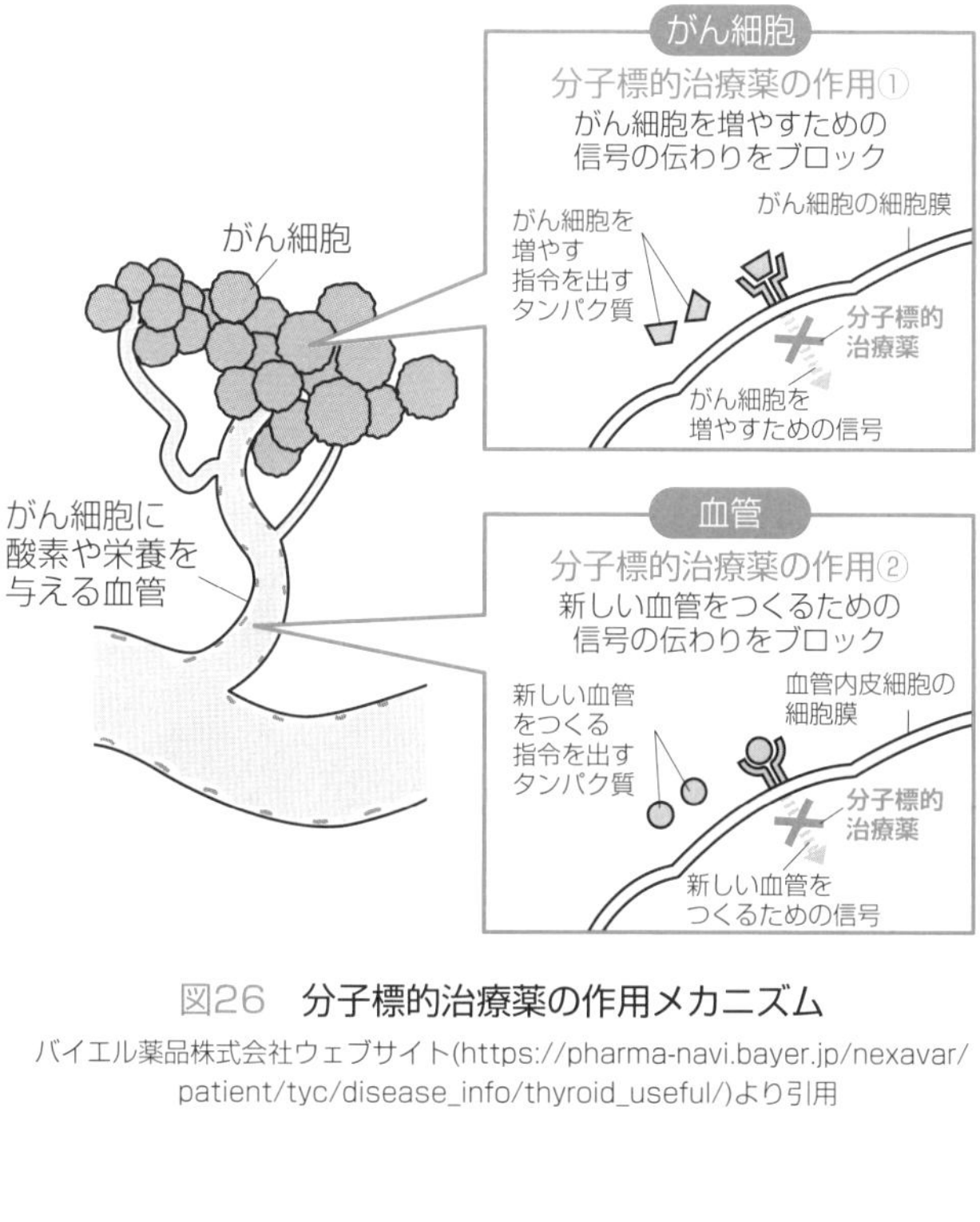

がん細胞
分子標的治療薬の作用①
がん細胞を増やすための
信号の伝わりをブロック
がん細胞の細胞膜
がん細胞を
増やす
指令を出す
タンパク質
分子標的
治療薬
がん細胞を
増やすための信号
がん細胞
がん細胞に
酸素や栄養を
与える血管
血管
分子標的治療薬の作用②
新しい血管をつくるための
信号の伝わりをブロック
血管内皮細胞の
細胞膜
新しい血管
をつくる
指令を出す
タンパク質
分子標的
治療薬
新しい血管を
つくるための信号

図26　分子標的治療薬の作用メカニズム
バイエル薬品株式会社ウェブサイト(https://pharma-navi.bayer.jp/nexavar/patient/tyc/disease_info/thyroid_useful/)より引用

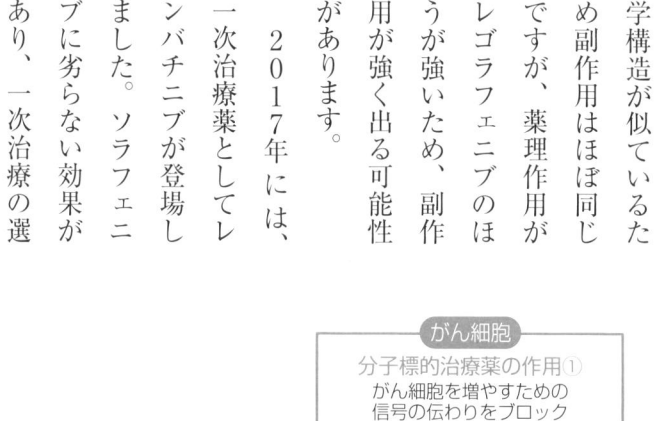

択肢が広がりました。

化学療法の副作用には、①手足症候群、②肝機能障害、③下痢、④高血圧症、⑤食欲低下、⑥出血症状などがあります。薬剤により、その頻度に差があります。手足症候群は、手のひらや足の裏の皮膚が赤くなって痛くなり、さらに黄色くなりはがれてきます。予防するには、保湿剤（商品名：ヒルドイドソフト軟膏、ウレパールクリームなど）で保湿します。ひどくなるとステロイド入りの軟膏を塗りますが、休薬しなくてはならない場合もあります。また刺激を避けることも大切です。きつい靴を避ける、歩きすぎない、といったことも必要になってきます。

◈肝動脈注化学療法

肝動脈注化学療法は、肝がんの抗がん剤治療のひとつです。先ほども説明したように、肝がんには肝動脈から栄養が送られていますが、この血管に抗がん剤を注入する治療法で、いわば肝動脈を塞がないＴＡＣＥのようなものです。一般的な抗がん剤治療に比べ、副作用が少なく、時に非常に高い効果が得られることがあります。
足の付け根（そけい部）の動脈から肝動脈までカテーテルを入れ、そけい部にリザーバーとよばれる小さなタンクを植え込み、カテーテルとつなぎます。器具の植え込みには入院が必要ですが、その後は通院して外来でリザーバーに抗がん剤を注射器で注入するだけで治療ができます。また一度器具を植え込めば、何度でもくり返し治療可能です。

この治療法の適応は、ＴＡＣＥが困難な例や、門脈にがんが浸潤している例で、さらにソラフェニブでは適応外であったチャイルド‐ピューＢの例も対象となります。ただし、現状では適応や治療の使い分けに関しては、関連学会でもコンセンサスが得られておらず、まだ検討中の状況です。

また、手術、抗がん剤と並び、がんの三大治療とされる放射線治療は、肝がんに対してはあまり効果が高くありません。重粒子線治療、陽子線療法、サイバーナイフもありますが、施設が限られていることもあり、一般的ではありません。

まとめ

これからの肝がん治療

これまで説明してきたように、やはり肝切除や局所治療の効果が高く、それに比べるとどうしてもカテーテル治療や化学療法の効果は低い傾向にあります。手術や局所治療といった治療効果が期待できる治療ができるように、なるべく早めに肝がんを見つけることが大事です。

そのためには、男性、高齢、線維化進展例、肝硬変、脂肪肝、糖尿病などが肝がんのリスク因子としてあげられますので、そのリスクを踏まえたうえで肝がんの早期発見を行うことが寿命を延ばすことにつながると考えます。またC型肝炎ウイルス排除後のフォローも大切です。「C型肝炎が治ったからもういいや」という人もいますが、その後に肝がんができることがあるので、C型肝炎ウイルスを排除したあとも油断しないように声かけをしています。

肝がんの治療で心掛けていることは、がんとうまく付き合いながら、つまりコントロールしながら、寿命を延ばすことです。本来であれば「根治」という言葉を使いたいのですが、根治は難しい場合が多いので、患者さんには上手く付き合っていきましょう、とお話ししています。

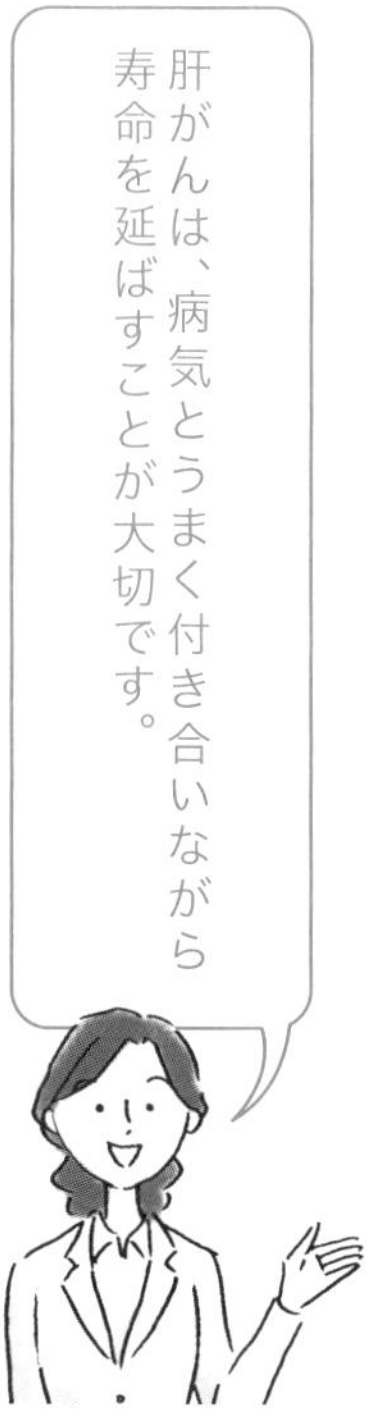
肝がんは、病気とうまく付き合いながら寿命を延ばすことが大切です。

がんから肝臓を守るために
ウイルス？　お酒？　肝炎・脂肪肝を指摘されたら

2020年3月26日発行
著　　者　名越 澄子
発 行 者　須永 光美
発 行 所　ライフサイエンス出版株式会社
〒105-0014　東京都港区芝3-5-2
TEL. 03-6275-1522　FAX. 03-6275-1527
http://www.lifescience.co.jp/
印 刷 所　三報社印刷株式会社
デザイン　株式会社オセロ　謝 暄慧

Printed in Japan
ISBN 978-4-89775-408-6 C0047